Helena Himmelsbach

AYURVEDA ROUTINEN

für jeden Tag

Übungen und Rezepte
für mehr Energie
und einen klaren Geist

INHALT

NAMASTÉ

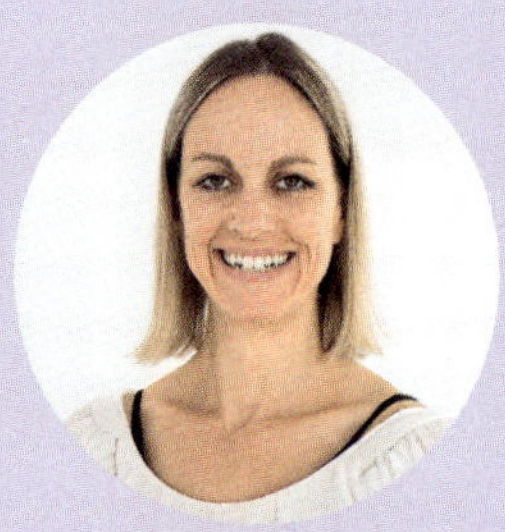

Ich erinnere mich noch genau daran, wie meine Mutter eines Tages in der Küche stand und Ghee – geklärte Butter, die im Ayurveda einen hohen Stellenwert besitzt und auch als »ayurvedisches Gold« bezeichnet wird – zubereitete. Auf dem Küchentisch standen allerhand exotische Gewürze und ein Buch über Ayurveda. In einer Mischung aus Neugierde und Faszination sowie jugendlicher Skepsis fragte ich sie über Ayurveda aus. Ich fand interessant, was ich zu hören bekam, beschäftigte mich aber nicht weiter damit und genoss lediglich die neuen Gerichte.

Mit 16 Jahren entdeckte ich dann Yoga für mich und somit erneut den Ayurveda. Das uralte indische Medizinsystem weckte, wie damals schon, meine Neugierde und so belegte ich später erste Seminare zum Thema Ayurveda im Rahmen meines Studiums der Asienwissenschaften mit Schwerpunkt Indologie. Es folgten eine Ayurveda-Ausbildung sowie regelmäßige Weiterbildungen im In- und Ausland.

Was ich seither an der ayurvedischen Tradition besonders schätze, ist, dass sie die Wirkung von Lebensmitteln, Gewürzen und Kräutern genauestens unter die Lupe nimmt. Statt jedoch mit Verboten um sich zu werfen, spricht sie vielmehr Empfehlungen aus, die unserem Wohlbefinden und der Balance dienen. Da jeder von uns einzigartig ist, ermuntert uns der Ayurveda als Wissenschaft vom Leben dazu, dass wir selbst immer wieder aufs Neue prüfen, welche Lebensmittel und äußeren Faktoren uns guttun und welche uns aus dem Gleichgewicht bringen.

Da sich alle Kräfte stets im Wandel befinden, ist es wichtig, dass wir einen guten Kontakt zu uns selbst und unserem Innenleben pflegen. Hilfreiche Werkzeuge, die uns dabei unterstützen können, sind beispielsweise Meditation, Yoga, Journaling oder »Me Time«-Zeit. Darüber hinaus bietet der Ayurveda handfeste Methoden und feinstoffliche Therapieansätze. Denn alles, was existiert, besitzt eine einzigartige Schwingung – dessen ist sich auch die moderne Wissenschaft bewusst – und ruft somit jeweils unterschiedliche Wirkungen auf Körper, Geist und Seele hervor.

Vielleicht sprechen dich manche Impulse in diesem Buch nicht auf Anhieb an. Ich möchte dich jedoch dazu ermuntern, ihnen mit offener Haltung zu begegnen. Was du heute vielleicht als merkwürdig abtust, könnte bald zu deiner Lieblingsroutine werden. Lass dich inspirieren und erfahre, wie kleine Routinen dein Leben bereichern und positiv verändern können. Ich wünsche dir viel Freude dabei!

Helena Himmelsbach

Ayurveda-wissen

Gesundheit ist nichts, was von außen kommt. Vielmehr tragen wir den Schlüssel dazu in unseren Händen. Entdecke die Kraft des Ayurveda und seine Wirkungsweise auf Körper, Geist und Seele für ein langes und gesundes Leben in Balance.

AYURVEDA

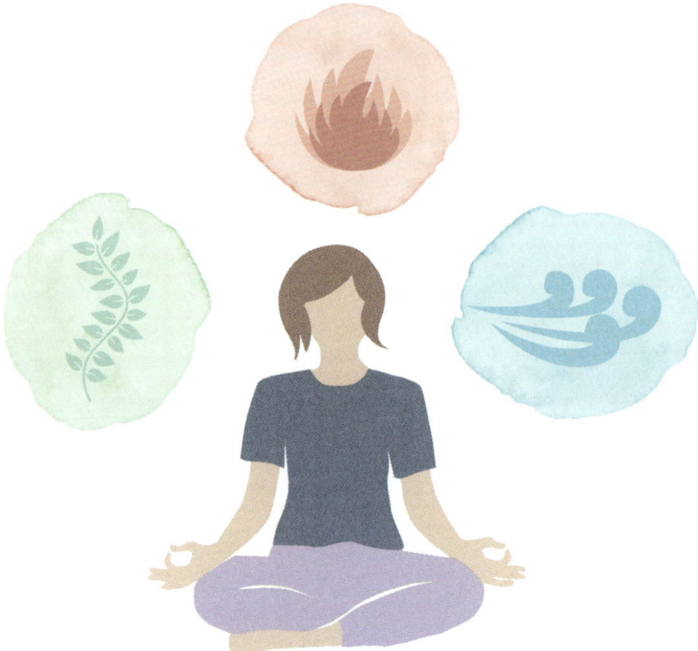

Das Wissen vom Leben

Was bedeutet »Ayurveda« eigentlich? Eins schon mal vorab: Der Begriff hat nichts mit Aloe vera zu tun – was tatsächlich sehr oft verwechselt wird. Der Ayurveda ist ein jahrtausendealtes und dennoch zeitloses ganzheitliches Medizinsystem, das aus Indien stammt. Der Begriff Ayurveda ist Sanskrit und bedeutet so viel wie »Wissenschaft vom Leben«. Das Besondere am Ayurveda ist, dass er den Menschen ganzheitlich in seiner individuellen Situation betrachtet: Wo er sich aktuell befindet, in welcher Lebenssituation, an welchem Ort, wie glücklich oder unglücklich, wie krank oder gesund er ist.

Insbesondere in unseren heutigen sehr herausfordernden Zeiten, in denen sich der Mensch zunehmend von Naturgesetzen und dem Leben im Einklang mit der Natur entfremdet hat, kann uns der Ayurveda dabei helfen, wieder in unsere eigene Mitte zu finden. Und zu spüren beziehungsweise zu lernen, wie wir diese innere Mitte auch immer wieder aufs Neue finden können.

Dass sich die ayurvedische Lehre hervorragend auf alle zeitlichen und örtlichen Gegebenheiten anwenden lässt, macht sie zu jeder Zeit und für alle Menschen gleichermaßen wertvoll.

Ein Zitat aus den ersten Texten der ayurvedischen Medizin, geschrieben von dem indischen Chirurgen Sushruta, besagt: Der Mensch, dessen Bioenergien (dosha) im Gleichgewicht, dessen Verdauungsfeuer (agni) ausgeglichen, dessen Gewebe (dhatu) und Abfallprodukte (mala) normal funktionieren und dessen Seele, Geist und Sinn stets voller Glückseligkeit sind, der wird als gesund (svastha) bezeichnet. Der Begriff »svastha« bedeutet »Im Selbst stehen/begründet sein« von »sva« (selbst) und »stha« (stehen) und meint damit, dass jeder Mensch sein ganz eigenes Gleichgewicht hat. Aus dieser Übersetzung ergibt sich ein ureigenes, zeitloses Verständnis für Balance und Gleichgewicht eines jeden Individuums.

> »samadoṣaḥ samāgniś ca samadhātumalakriyaḥ/ prasannātmendriyamanāḥ svastha ity abhidhīyate«
>
> **Suśruta Samhitā, Sū. 15.41**

Die drei Doshas und die fünf Elemente

Im Mittelpunkt der indischen Lehre stehen als funktionelle Kräfte die drei Doshas »Vata«, »Pitta« und »Kapha«. »Dosha« bedeutet übersetzt Fehler oder Verderber. Es wird davon ausgegangen, dass ein Zuviel der jeweiligen Wirkkraft zu Störungen führen kann, was im weiteren Verlauf diverse Krankheiten begünstigen kann. Die drei Doshas steuern psychobiologische Funktionen im Körper und setzen sich aus den fünf grobstofflichen Elementen (mahabhutas) zusammen. So entsteht Vata aus Äther (akasha) und Luft (vayu), Pitta aus Wasser (ap) und Feuer (agni) und Kapha aus Wasser (jala) und Erde (prithvi). Die drei Bioenergien sind jeweils mit folgenden Eigenschaften (guna) verbunden:

- **Vata** – trocken, kalt, leicht, subtil, beweglich, klar, rau
- **Pitta** – heiß, ölig, fließend, flüssig, durchdringend, sauer, scharf
- **Kapha** – schwer, kalt, weich, stabil, ölig, schleimig, süß

i

DIE EIGENSCHAFTSPAARE

Mithilfe der Gunas wird im Grunde alles, was existiert, beschrieben. Es herrschen zehn Eigenschaftspaare vor, die es stets auszugleichen gilt:

schwer (guru) ↔ leicht (laghu)
träge (manda) ↔ scharf (theeksna)
kalt (hima) ↔ heiß (ushna)
fettig (snighda) ↔ trocken (ruksha)
glatt (slakshna) ↔ rau (khara)
zäh (sandra) ↔ flüssig (drava)
weich (mridu) ↔ hart (kathina)
fest (sthira) ↔ beweglich (sara)
subtil (sukshma) ↔ grob (sthula)
trübe (vishada) ↔ klar (picchila)

Prakriti und Vikriti

Jeder Mensch besteht aus allen fünf Elementen und trägt damit auch alle drei Doshas in sich. Die Verteilung ist jedoch äußerst individuell. Zum einen gibt es die »Prakriti« (Natur, Urzustand), die angeboren und unveränderlich ist. Diese setzt sich aus verschiedenen Dosha-Anteilen zusammen. Darüber hinaus gibt es den aktuellen Istzustand, die »Vikriti« (Störung oder Disbalance), die sich auf die Prakriti »draufsetzt« und durch die vorherrschende Jahreszeit, den Lebensstil, die Ernährung, den Beruf, die Freizeitbeschäftigungen und mehr entstehen kann. Unsere körperlichen sowie psychischen Merkmale werden also von den Eigenschaften der drei Doshas bestimmt und geprägt.

Wer sich mit Ayurveda beschäftigt, stößt schnell auf die sogenannten Konstitutionstests. Diese können uns zwar ein Gefühl dafür geben, welche Konstitution uns entspricht, dennoch sind sie meiner Meinung nach mit absoluter Vorsicht zu genießen. Denn wie du dir sicher vorstellen kannst, vermag ein Test zum Ankreuzen nicht zwischen Prakriti in der Tiefe und Vikriti an der Oberfläche zu unterscheiden.

Ich möchte dir ein Beispiel geben: Im Test wirst du gefragt, ob du schnell frierst oder zum Schwitzen tendierst. Befindest du dich gerade im Hochsommer, kreuzt du das aktuelle Schwitzen an und vergisst dabei vielleicht, dass dir als Kind eigentlich immer schnell kalt war. In diesem Falle wäre die Neigung zum schnellen Schwitzen die Vikriti (eine Pitta-bezogene Disbalance) und die Prakriti das Frieren (eine Vata- oder auch Kapha-Tendenz).

Oder ein anderes Beispiel: Du warst stets schlank gebaut, hast aktuell aber aufgrund von unregelmäßigen Essenszeiten, Stress und Schlafstörungen einige Kilo zu viel auf den Rippen. Hierfür fehlt im Test die Feindifferenzierung zwischen damals (Prakriti) und heute (Vikriti). Meistens kreuzen wir das an, was den aktuellen Zustand am besten beschreibt. Oder wir kreuzen das an, was wir gerne wären, drücken ein Auge zu und schon ist der ganze Test verfälscht. Aber dazu später mehr ab Seite 24.

Ziel im Ayurveda ist es, den aus dem Gleichgewicht geratenen Naturzustand wiederherzustellen oder eine Disbalance im besten Falle gar nicht erst aufkommen zu lassen. Dafür gibt es eine Fülle wertvoller Hinweise und Empfehlungen, von denen ich dir einige in diesem Buch mitgeben möchte. Je länger und je heftiger wir gegen unsere innere Natur leben, desto stärker können sich Störungen oder gar Krankheiten entwickeln und desto intensivere Maßnahmen sind nötig, um Körper, Geist und Seele wieder in Einklang zu bringen.

Wichtig: Eine fein differenzierte Auswertung deiner Prakriti und Vikriti kann es nur durch eine Analyse mit einem Ayurveda-Experten oder einer -Expertin geben. Nicht selten sitze ich vor verwirrten Klienten und Klientinnen, die aus fünf verschiedenen Tests ebenso viele verschiedene Ergebnisse herausbekommen haben.

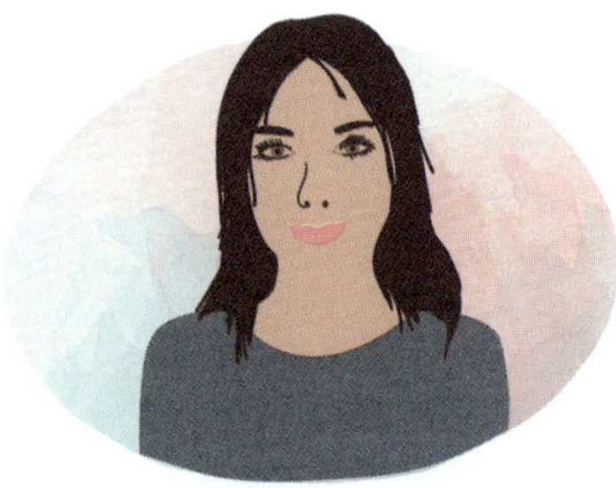

Vikriti (veränderbare Disbalance aufgrund äußerer Lebensumstände)

Prakriti (angeborene Konstitution)

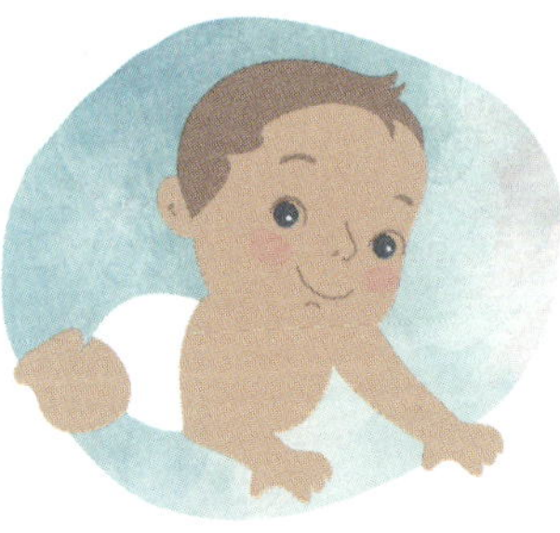

Panchakarma

Die intensivste Form und damit auch das Herzstück des Ayurveda stellt die sogenannte Panchakarma-Kur dar. »Pancha« (fünf) und »Karma« (Handlung) beschreibt die fünffache Handlung oder auch fünffache Reinigung. Gemeint sind damit die fünf Ausleitungsverfahren der ayurvedischen Entgiftung, mithilfe derer der Körper vom Überschuss an Doshas gereinigt und wieder ins Gleichgewicht gebracht werden soll.

Je nach vorliegender Störung wird von einem Ayurveda-Arzt oder einer -Ärztin ein individueller Therapieplan ausgearbeitet, der dann genau auf die vorhandenen Störungen eingeht und die jeweils nötigen und passenden Behandlungsformen auswählt. Eine Panchakarma-Kur kann je nach Schweregrad der Disharmonie oder Krankheit eine Dauer von 10 bis 21 Tagen umfassen. Mit inbegriffen sind verschiedene Ölanwendungen und Massagen sowie eine spezielle ayurvedische Kost und Kräutergabe, die den Entgiftungsprozess unterstützen und abrunden.

Abgesehen von den drei Doshas ist das Verdauungsfeuer (agni) ein immens wichtiger Bestandteil unserer Gesundheit. Brennt unser Verdauungsfeuer gut, so können alle Stoffwechsel- und Zellerneuerungsprozesse ablaufen. Hiermit ist nicht nur die Verstoffwechslung von Nahrung gemeint, sondern darüber hinaus auch die Verarbeitung von geistig-seelischen Eindrücken, die wir am Tag machen. Diese werden im Ayurveda als ebenso wichtig betrachtet wie das Grobstoffliche. Sprechen wir vom Verdauungsfeuer Agni, so ist das »Jatharagni« gemeint, das Feuer im oberen Gastrointestinaltrakt. Es sorgt dafür, dass die Nahrung in seine Bestandteile zerlegt wird. Darüber hinaus gibt es noch weitere Verdauungsfeuer, die fünf »Bhutvagnis«, die den fünf Elementen zugeordnet sind, auf die wir hier jedoch nicht näher eingehen. Einzig zu erwähnen ist jedoch, dass die Bhutvagnis die Nahrung zerlegen und dem Gewebestoffwechsel zur Verfügung stellen.

Ama

Entsteht aufgrund von Stress, ungünstiger Ernährung wie Fast Food, unpassenden Lebensmittelkombinationen (siehe Seite 91) oder Ähnlichem eine Schwächung des Verdauungsfeuers, so begünstigt dies die Entstehung von Schlackstoffen, die im Ayurveda »Ama« (Unverdautes) genannt werden. Anzeichen von Ama können sein:

- steife und schmerzende Gelenke, insbesondere am Morgen nach dem Aufstehen
- häufig auftretende Müdigkeit
- Gewichtszunahme
- unangenehmer Geruch der Ausscheidungen (Schweiß, Urin, Stuhl)
- klebriger Stuhlgang beziehungsweise häufige Verstopfung

Die Ablagerungen dieser Schlackstoffe sollten wir in Grenzen halten, denn sammeln sie sich an, so kann dies langfristig zu Störungen oder im schlimmsten Falle zu ernsthaften Erkrankungen führen. Der Ayurveda hält eine Fülle an Tipps zur Reinigung von Ama und zur Entschlackung für uns bereit, die vorzugsweise im Frühjahr und Herbst zum Einsatz kommen (siehe »Deine Kitchari-Resetkur« Seite 136). Denn der Ayurveda ist in seiner Einstellung ein präventives System, besitzt jedoch auch im Falle eines akuten Ungleichgewichts eine Fülle hilfreicher Maßnahmen.

Hinweis: In der westlichen Medizin gibt es aktuell noch keine äquivalente Entsprechung zu Ama. Im Ayurveda wird die Entstehung von Krankheit viele Schritte vorher bereits beobachtet (siehe ab Seite 20).

Agni

Die Funktion des Verdauungsfeuers Agni differenzieren wir in verschiedene Zustände. Der Idealfall nennt sich »sama agni« und bedeutet ein ausgeglichenes Verdauungsfeuer, das konstant und ausgewogen brennt. Das Gefühl nach dem Essen ist in diesem Falle ein gutes, ohne ein Auftreten von Müdigkeit oder dem bekannten »Fresskoma«.

Einem Vata-Ungleichgewicht geschuldet kommt es häufig zu einem wechselhaft brennenden Verdauungsfeuer, »vishama agni« genannt. Ich vergleiche dieses gerne mit einer flackernden Kerze im Wind. Mal brennt die Flamme gut, mal weniger gut und häufig lässt sich der Zustand nicht auf das zuvor Gegessene zurückführen. Damit einher gehen zumeist Blähungen, generell Luft im Bauch und unverdaute Ablagerungen (Ama).

Brennt das Verdauungsfeuer hingegen übermäßig stark, was sich häufig bei einer Pitta-Disbalance zeigt, so sprechen wir vom »theekshna agni«. Ein übermäßig stark brennendes Agni kann dazu führen, dass die Nährstoffe der Nahrung nicht optimal aufgenommen oder gar unverdaut wieder ausgeschieden werden. Typische Symptome sind Heißhunger und Durchfall.

»Du bist nicht, was du isst, sondern was du verdaust.«

Von einem trägen beziehungsweise schwachen Verdauungsfeuer, »manda agni« genannt, sprechen wir, wenn das Kapha-Dosha zu hoch ist. Dieser Zustand zeigt sich nicht selten mit häufigem Völlegefühl, genereller Trägheit, Abgeschlagenheit sowie Appetitlosigkeit.

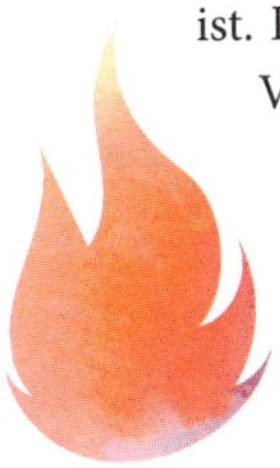

AGNI-TIPPS

Mit diesen fünf Tipps kannst du dein Verdauungsfeuer in seiner Arbeit optimal unterstützen und unter anderem verhindern, dass sich Ama ansammelt.

1. Trinke über den Tag verteilt viel warmes Wasser: 10–15 Minuten abgekocht und in eine Thermoskanne abgefüllt. Das stärkt die Verdauung und kurbelt die Entgiftung an.

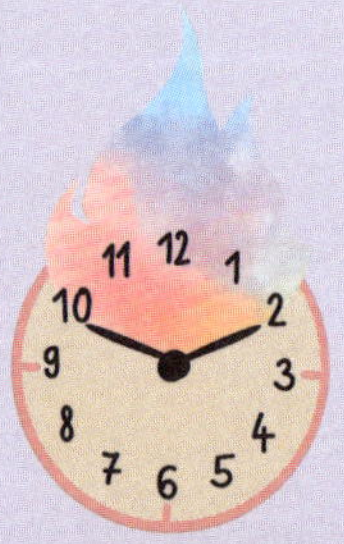

2. Iss regelmäßige Mahlzeiten – und am besten nur, wenn du echten Hunger verspürst.

3. Bevorzuge gekochte Speisen, denn Rohkost muss unser Verdauungsfeuer sozusagen selbst »kochen«. Wenn Rohkost, dann am besten mittags, denn von 10 Uhr bis 14 Uhr brennt unser Agni besonders stark.

4. Lasse zwischen den Mahlzeiten 3–5 Stunden Pause. So kann der Körper die vorherige Mahlzeit restlos verdauen und der Entstehung von Stoffwechselschlacken (Ama) wird vorgebeugt.

5. Trinke nicht zum Essen, oder wenn, dann nur kleine und wenige Schlucke warmes Wasser oder Tee. Trinke nicht, wenn du eigentlich Hunger verspürst, denn das verflüssigt deine Magensäure und kann auf lange Sicht Störungen hervorrufen.

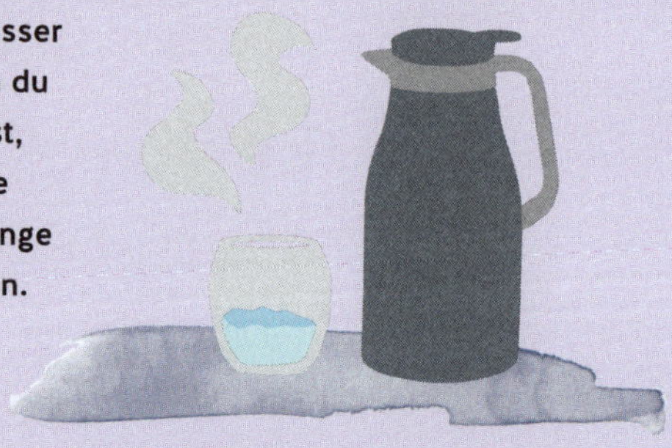

Mala

Mit »Mala« bezeichnet der Ayurveda Ausscheidungs- beziehungsweise Abfallprodukte wie Urin (mutra), Stuhl (pureesha) und Schweiß (sveda). Es ist für ein gesundes Gleichgewicht des Menschen unabdingbar, dass die körperliche Reinigung einwandfrei und im richtigen Maße abläuft. Gibt es an dieser Stelle Störungen, bieten diese wertvolle Anhaltspunkte in einer Gesundheitsberatung.

Die Qualität der Ausscheidungsprodukte, deren Häufigkeit, Konsistenz, Geruch, Farbe und Begleitempfindungen werden durch unsere Nahrung und unseren Lebensstil sowie unsere individuelle Grundkonstitution (Prakriti) und die vorherrschende Befindlichkeit (Vikriti) beeinflusst. So können unter anderem eine falsche, nicht konstitutionsgerechte Ernährung, Stress und Schlafmangel dazu führen, dass unsere Verdauungskraft beeinträchtigt wird.

Im Bezug auf die Verdauung lässt sich sagen, dass wir unseren Körper mit unseren Essgewohnheiten (wann, wie viel, was, wo, auf welche Weise ...) wunderbar unterstützen können. Denn es spielt durchaus eine Rolle, ob wir beispielsweise morgens ein Käsebrot mit einem Cappuccino frühstücken, ob wir gar nichts essen, oder uns ein Porridge mit allerlei Gewürzen und gedünstetem Obst zaubern. Wenn wir unser Frühstück im Stehen an der Bushaltestelle hinunterschlingen, wir auf dem Fahrrad fahrend in die Käsestulle beißen oder wir uns mit einer wertschätzenden Haltung an den Tisch setzen – all das wirkt sich auf unsere Verdauung aus und somit auch auf unsere Ausscheidungsprodukte. Das soll nicht bedeuten, dass das Frühstück immer ein hundertprozentig ayurvedisch zubereitetes Porridge sein muss. Denn der Ayurveda weiß auch um die positive Wirkung von Freude und Genuss.

Eine beliebte Regelung, die auch Spielraum für »Ungesundes« lässt, ist die »80:20-Regel«, die besagt, dass gesundes Essen 80 Prozent im Alltag ausmacht und 20 Prozent abweichen und auch mal ungesund sein darf (mehr dazu auf Seite 130).

Dhatus

Die »Dhatus« sind grundlegende Gewebearten, welche die Struktur des Menschen aus ayurvedischer Sicht mit ausmachen. Die verschiedenen Gewebearten gilt es – wie im Grunde alles – gesund und im Gleichgewicht zu halten, andernfalls schleichen sich Störungen und im späteren Stadium unter Umständen auch Krankheiten ein.

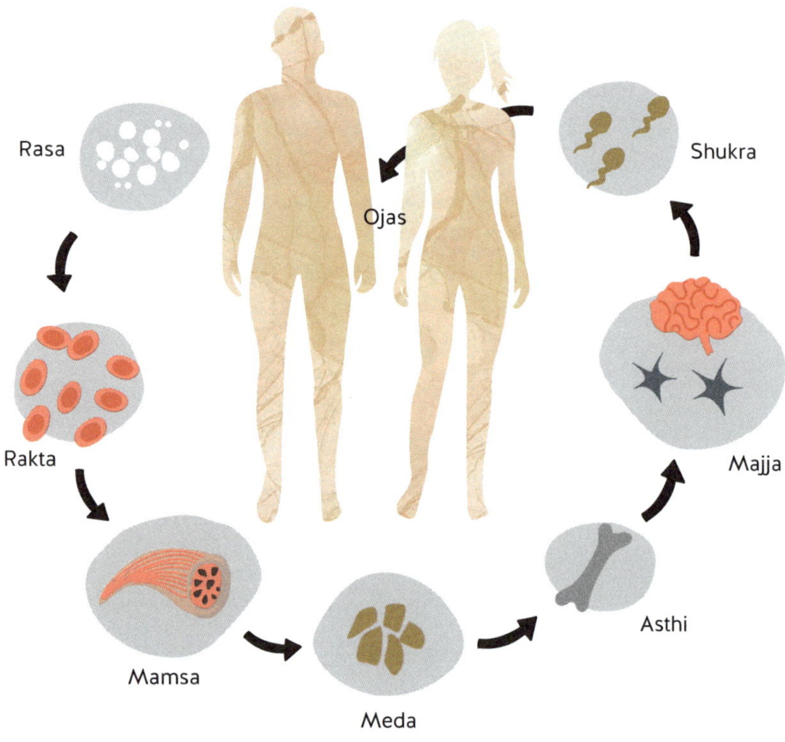

1. »Rasa« kann mit Plasma übersetzt werden. Es ist das erste Gewebe, das aus der Verdauung entsteht und in den Blutkreislauf übergeht.
2. »Rakta« bezeichnet das Blut. Es erfüllt die Funktion des Sauerstoff- und Nährstofftransportes im Körper.
3. »Mamsa« stellt das Muskelgewebe dar. Dieses Gewebe sorgt gleichermaßen für Bewegung und Stabilität.
4. »Meda« wird mit Fett übersetzt und sorgt für die Speicherung der Energie im Körper.
5. »Asthi« ist das Knochengewebe. Es umfasst dabei nicht nur den Knochenbau, sondern auch die Zähne und steht für Strukturgebung.
6. »Majja« steht für Knochenmark und Nervengewebe. Es schützt einerseits das Nervensystem, andererseits ist es verantwortlich für die Produktion der Blutzellen.
7. »Shukra« ist das letzte der sieben Gewebe und stellt unser Fortpflanzungsvermögen dar. Es wird zwischen dem männlichen (shukra dhatu) und weiblichen (artava dhatu) Fortpflanzungsgewebe unterschieden.

Die Dhatus werden aus der Nahrung und den Nährstoffen, die wir zu uns nehmen und die nach der Verdauung durch das Verdauungsfeuer Agni in den Blutkreislauf geraten, genährt und schrittweise aufgebaut. Dabei entsteht zuerst Rasa Dhatu, dann Rakta Dhatu und der Reihenfolge nach alle weiteren Dhatus. Wenn Agni beeinträchtigt ist, kann die Nahrung nicht verdaut werden mit der Folge, dass Ama entsteht und die Körperkanäle (srotas) verstopft. Dies führt dazu, dass die Dhatus nicht richtig genährt und aufgebaut werden und letztendlich die Immunkraft (ojas) nicht oder nur unzureichend gebildet wird. Fehlt es uns an dieser vitalen Lebensenergie, hat das Krankheit zur Folge. Dies verdeutlicht sehr eindringlich, wie wichtig eine optimale Verdauung für unsere Gesundheit ist.

AYURVEDA UND DIE ENTSTEHUNG VON KRANKHEITEN

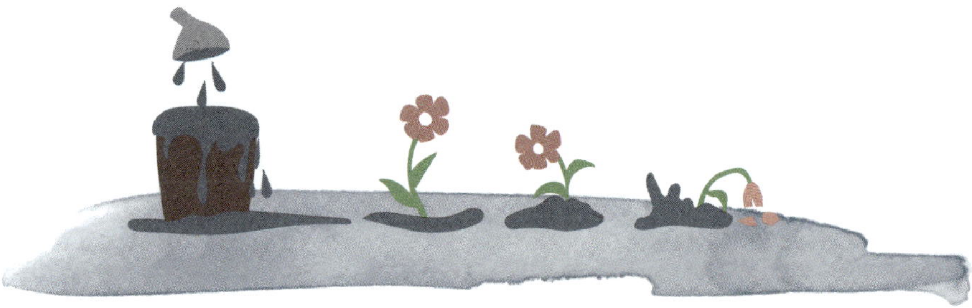

Die sechs Phasen

»Sampraapti« ist ein Sanskritbegriff, der für Pathogenese, also die Entstehung von Krankheiten steht. Im Ayurveda ist die Entstehung einer Krankheit ein Prozess, der sich in unterschiedliche Phasen einteilen lässt. Hierbei werden sechs Phasen genannt: Ansammlung (sanchaya), Reizung (prakopa), Ausbreitung (prasara), Ablagerung (sthaana samshraya), Manifestation (vyakti) und Komplikation (bheda). So unterscheidet sich der Krankheitsverlauf im Ayurveda von dem in der westlichen Medizin dahingehend, dass die Krankheit sich aus ayurvedischer Sicht bereits im 4. Krankheitsstadium (oder weiter) befindet, wenn die Schulmedizin erst mit der Diagnose beginnt. Der Ayurveda hingegen ist ein präventives System und legt großen Wert auf die Früherkennung eines Krankheitsprozesses, da in den ersten Phasen noch gut behandelt werden kann. Eine Krankheit wird im Ayurveda nicht als »Krebs«, »Gicht« oder »Arthrose« bezeichnet, sondern anhand der Doshas bestimmt. Ein Beispiel: Gicht, im Ayurveda als »Vatarakta« bezeichnet, ist das ins Blutgewebe (rakta) vorgedrungene Vata. Eine Krankheit wird somit dadurch beschrieben, welches Dosha aus dem Gleichgewicht geraten und welches Gewebe, Organ oder System infolgedessen beeinträchtigt ist.

1. Stadium: Ansammlung (sanchaya)

In dieser Phase sorgen verschiedene Faktoren dafür, dass das jeweilige Dosha sich an seinem Platz im Magen-Darm-Trakt ansammelt:

- Vata im Dickdarm
- Pitta im Dünndarm
- Kapha im Magen

Im ersten Stadium empfinden wir meist nur milde Symptome: Ein Vata-Überschuss kann sich in Form von Blähungen zeigen, ein Pitta-Überschuss in Form von Übersäuerung und bei Kapha macht er sich durch Völlegefühl und eine träge Verdauung bemerkbar.

2. Stadium: Reizung (prakopa)

Steigt das jeweilige Dosha an seinem Platz bis zu einem gewissen Grad an, so wird der Bereich gereizt. Solch eine Reizung kann durch einen Jahreszeitenwechsel oder durch ein ungünstiges Verhalten befeuert werden. Beispiel: Eine Person leidet an einer Magenverstimmung. Durch eine fortgeführte schlechte Ernährung entsteht eine akute Reizung des Magens. Vata-Symptome in diesem Stadium können zum Beispiel ein angeschwollener Bauch, permanente Blähungen und allgemeines Unbehagen oder auch Verstopfung sein. Pitta-Symptome können sich in Form von hartnäckigem Sodbrennen, Reflux oder Übelkeit zeigen. Ein gereiztes Kapha-Dosha erkennen wir anhand von permanentem Völlegefühl, vermehrtem Speichelfluss beziehungsweise schleimigem und dickflüssigem Speichel.

3. Stadium: Ausbreitung (prasara)

Im dritten Stadium angekommen verlassen die erhöhten Doshas den Magen-Darm-Trakt und verteilen sich mittels der Dhatus Rasa (Plasma) und Rakta (Blut) im allgemeinen Kreislauf. Vorzugsweise wandern die Doshas an die ihnen affinen Plätze, auch »Subdoshas« genannt. Jedoch kann sich auch an jeder anderen Stelle des Körpers ein jeweiliger Dosha-Überschuss zeigen. Im Falle von Vata kann sich dies zum Beispiel in Form einer schlechten Durchblutung und kalten Extremitäten bemerkbar machen. Pitta im dritten Stadium zeigt sich gerne in Form von Hautreizungen wie Ausschlägen, Akne oder auch brennenden Augen sowie anhaltendem Sodbrennen. Kapha macht sich im Nebenhöhlenbereich, mit Lymphstauung oder Wassereinlagerungen bemerkbar.

4. Stadium: Ablagerung (sthaana samshraya)

Im vierten Krankheitsstadium bewegt sich das jeweilige Dosha an eine bereits geschwächte Stelle im Körper, auf Sanskrit »Khaavaigunya«. Schwachstellen können dabei aufgrund von genetischer Veranlagung, einer Vorgeschichte oder ungesunden Gewohnheiten entstehen und sind individuell unterschiedlich. Die Symptome in diesem Stadium variieren je nach Körperstelle. In diesem Frühstadium einer Erkrankung wird der Samen der Krankheit gesät, auch wenn die Krankheit noch nicht an der Oberfläche »blüht«.

5. Stadium: Manifestation (vyakti)

Im fünften Stadium des Krankheitsverlaufes machen sich immer größere Beschwerden bemerkbar. Im Falle von Vata kann dies Schmerzen, Schwäche, Krämpfe, Muskelzucken oder Ähnliches bedeuten. Pitta drückt sich mittels Entzündungen, brennenden Schmerzen und Reizungen aus. Die Kapha-Energie führt zu Blutandrang (Kongestion), Verfestigung der Gewebe sowie Veränderungen oder Ablagerungen im Gewebe und kann sich auch in Form von Gallen- oder Nierensteinen ausdrücken.

6. Stadium: Komplikationen (bheda)

Das letzte Stadium der Krankheitsentwicklung kann ernst zu nehmende Komplikationen und Beschwerden mit sich bringen. In der westlichen Medizin ist dies das Stadium, in dem medikamentös am meisten gearbeitet wird, da dies die Phase mit den schwersten, unter anderem auch lebensbedrohlichen Symptomen ist. Im Ayurveda ist das Credo, eine Krankheit gar nicht erst so weit voranschreiten zu lassen, um bereits in den ersten Stadien erste Disbalancen zu erkennen und auszugleichen.

Um den Krankheitsverlauf bildhaft zu verdeutlichen, möchte ich an dieser Stelle ein Beispiel des in Indien geborenen Ayurveda-Arztes Dr. Vasant Lad aufführen: Stell dir einen Eimer vor, der sich mit Wasser füllt (Ansammlung). Das Wasser fließt immer weiter und der Eimer beginnt allmählich überzulaufen (Reizung). Es fließt aus dem Eimer und breitet sich in seiner Umgebung aus (Ausbreitung). Es erreicht eine in unmittelbarer Nähe wachsende Pflanze und lagert sich dort an einer geschwächten Stelle ab (Ablagerung). Das Pflanzengewebe verändert sich durch die Ablagerung, die Pflanze wird krank (Manifestation) und verändert ihre Gewebestruktur. Das zuvor gesunde Gewebe wird ungesund und die Pflanze beginnt langsam abzusterben (Komplikationen). Ein frühzeitiges Erkennen der Krankheit ist daher äußerst wichtig!

DEIN DOSHA-DISBALANCEN-TEST

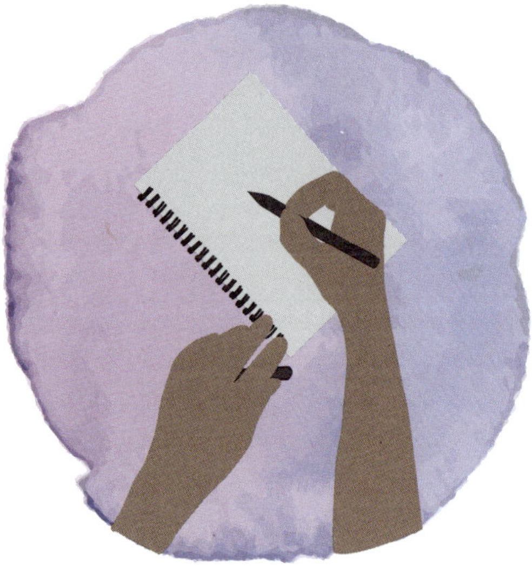

Erfahre deine Vikriti

Wie bereits auf Seite 10 erläutert, besteht jeder einzelne Mensch aus einer einzigartigen Dosha-Kombination. Diese lässt sich nicht mal eben so in aller Tiefe und in allen Facetten beleuchten. Dazu solltest du dich am besten an einen Ayurveda-Spezialisten oder an eine Ayurveda-Spezialistin wenden. Der folgende Disbalancen-

kann dir Aufschluss darüber geben, welches Dosha aktuell aus dem Lot ist. Um ein möglichst unverfälschtes Bild von deiner aktuellen Disbalance zu bekommen, ist es wichtig, dass du den Test ehrlich und möglichst genau deiner aktuellen Situation entsprechend ausfüllst. An manchen Stellen kann es durchaus zu einer Überschneidung von Prakriti, deiner angeborenen Konstitution, und Vikriti, deiner aktuellen Disbalance, kommen. Ein Beispiel: Deine Lippenform bleibt unter natürlichen Umständen ein Leben lang gleich. So kann eine schmale Lippenform ein Vata-Anzeichen deiner Prakriti sein. Setze hier also das entsprechende Kreuz. Andere Dinge wie Schlaf, Reizbarkeit oder Hunger sind jedoch variable Faktoren, die deine aktuelle Situation Vikriti beschreiben.

... angekreuzt, und jetzt?

Hast du alle Fragen beantwortet, so kannst du die Kreuze unter dem jeweiligen Dosha zusammenzählen und bekommst so einen Eindruck von deiner aktuellen Konstitution. Schaue dir im Anschluss die Dosha-bezogenen Informationen ab Seite 30 genauer an: Sind das Eigenschaften (gunas), die sich in dir wiederfinden und deren ausgleichende Praktiken dir guttun?

Die Routinen in diesem Buch sind jeweils mit Icons versehen: Feuer (Pitta), Pflanze (Kapha) und Luft (Vata). Wenn dein Test beispielsweise einen hohen Kapha-Anteil aussagt, suchst du dir am besten Impulse mit einem grünen Pflanzen-Icon aus, um das aktuell erhöhte Kapha zu reduzieren.

Wiederhole den Test gern alle paar Monate, denn die inneren und äußeren Wirkkräfte befinden sich stets im Wandel (siehe dazu »Ritucharya«, ab Seite 68). **Bitte beachte jedoch:** Der Test ersetzt keine ärztliche Anamnese. Er dient lediglich als Anhaltspunkt, mit dessen Auswertung du entsprechend hilfreiche Routinen in deinen Alltag einbauen kannst. Fahre gern im Anschluss mit dem Persönlichkeitstypen-Test auf Seite 40 fort.

DEIN DOSHA-DISBALANCEN-TEST

		Vata
Meine Haare sind aktuell ...	☐	fein, lockig.
Meine Haut ist aktuell ...	☐	dünn, zart, empfindlich, oftmals kühl, mit gut sichtbaren Venen.
Mein Körperbau ist aktuell ...	☐	zartgliedrig, leicht, mit zarten und gut sichtbaren Gelenken, einer schmalen Gesichtsform und mit flinken Bewegungen.
Meine Augen sind ...	☐	klein, mit einem wachen Blick, mit zarten und wenigen Wimpern.
Meine Lippen sind ...	☐	fein und dünn.
Mein Energiehaushalt ist aktuell ...	☐	stark wechselnd.
Mein liebstes Klima ist ...	☐	warm und heiß, ich friere leicht.
Mein Hungergefühl ist meist ...	☐	sehr wechselhaft. Ich vergesse auch mal Mahlzeiten.
Häufig esse ich ...	☐	viele kleine Mahlzeiten.
Mein Schlaf ist aktuell ...	☐	sehr leicht. Ich wache oft auf und stehe gerne früh auf.
Auf Stress reagiere ich mit ...	☐	Angst und vielen Gedanken.
Mit Geld gehe ich ...	☐	unbedacht und sorglos um.
Lernen kann ich am besten ...	☐	wenn ich zuhöre (auditiv).
Mein Gedächtnis ist ...	☐	ein gutes Kurzzeitgedächtnis.
Diese positive Eigenschaft trifft am ehesten auf mich zu ...	☐	Ich bin lebhaft.

ZWISCHENERGEBNIS ________ Punkte

DEIN DOSHA-DISBALANCEN-TEST

Pitta	Kapha
☐ dünn, hell, rötlich.	☐ kräftig, dicht, ölig.
☐ hell, mit Sommersprossen, oftmals rötlich, oftmals warm.	☐ glänzend, glatt, oftmals kühl, mit kaum sichtbaren Venen.
☐ schlank und muskulös, mit dehnbaren, weichen Gelenken, mit einem energischen Kinn und mit sportlichen, federnden Bewegungen.	☐ kräftig, mit schweren Knochen, großen und gut geölten Gelenken, mit einer weichen, runden Gesichtsform, mit ruhigen, langsamen Bewegungen.
☐ mittelgroß, glänzend und leuchtend, mit hellen Wimpern.	☐ groß, mit gutem Sehvermögen, üppigen Wimpern und Augenbrauen.
☐ rot und mittelgroß.	☐ gleichmäßig groß und voll.
☐ mittel bis groß.	☐ recht gut, ich komme aber nur langsam in Schwung.
☐ kühl, mir ist schnell heiß.	☐ warm oder kühl, aber ohne Feuchtigkeit.
☐ stark ausgeprägt, wenn ich nichts esse, werde ich gereizt.	☐ mittelmäßig, ich kann ohne Probleme eine Mahlzeit auslassen.
☐ große Mahlzeiten.	☐ langsam und meist viele Mahlzeiten.
☐ leicht bis tief.	☐ sehr tief, ich liebe es auszuschlafen.
☐ Reizbarkeit oder Wut.	☐ Gelassenheit.
☐ vernünftig, aber großzügig um.	☐ sehr sparsam um.
☐ wenn ich lese oder Bilder sehe (visuell).	☐ wenn ich Verbindungen mit Erinnerungen verknüpfen kann.
☐ generell gut.	☐ ein gutes Langzeitgedächtnis.
☐ Ich bin entschlossen.	☐ Ich bin friedlich.

_______ **Punkte**   _______ **Punkte**

DEIN DOSHA-DISBALANCEN-TEST

		Vata
Diese negative Eigenschaft trifft am ehesten auf mich zu ...	☐	Ich bin unentschlossen und wechselhaft.
Diesen Sport mag ich am liebsten ...	☐	Laufen und Radfahren.
Sport war für mich schon immer ...	☐	sehr wichtig.
Meine Schritte sind ...	☐	zügig, unruhig und hektisch.
Bezüglich meiner Verdauung und meinen Ausscheidungen ...	☐	leide ich häufig unter Verstopfung und Luft im Bauch.
Ich hatte ...	☐	schon immer schnell Luft im Bauch.
Zu diesen Beschwerden neige ich ...	☐	Nervenschmerzen, knackende Gelenke, Kopfschmerzen, trockene und kalte Hände, Krampfadern, Nackenschmerzen.
Das trifft am ehesten/häufigsten auf mich zu ...	☐	kalte Hände und Füße, Ekzeme, Taubheitsgefühle, trockener Husten, Angst, eingefallene Augen.
Das trifft am ehesten/häufigsten auf mich zu ...	☐	Benommenheit, blaue Flecken, Herzklopfen, Anämie, Gicht, Krampfadern, Bluthochdruck.
Das trifft am ehesten/häufigsten auf mich zu ...	☐	Muskelkrämpfe, Muskelschwund, Auszehrung, Zuckungen.
Das trifft am ehesten/häufigsten auf mich zu ...	☐	trockene Haut, Rückenschmerzen, knackende Gelenke, Auszehrungen, Zuckungen.
Das trifft am ehesten/häufigsten auf mich zu ...	☐	Haarausfall, brüchige Nägel, Knochenbrüche, Arthritis, Osteoporose, Karies.
Das trifft am ehesten/häufigsten auf mich zu ...	☐	Benommenheit, Ohnmacht, Schwindel, schwache Nerven, Zittern, Nervosität, Ängste, Ohrenklingeln (Tinnitus).
Das trifft am ehesten/häufigsten auf mich zu ...	☐	instabiler Hormonhaushalt, unregelmäßiger Zyklus.

ENDERGEBNIS ________ **Punkte**

DEIN DOSHA-DISBALANCEN-TEST

Pitta	Kapha
☐ Ich bin intolerant und launisch.	☐ Ich bin langsam und träge.
☐ Ballspiele und Wettkämpfe.	☐ Ich gehe am liebsten in Ruhe spazieren.
☐ eine tolle Möglichkeit, mich mit anderen zu messen.	☐ unwichtig.
☐ zielstrebig und zügig.	☐ langsam und gemächlich.
☐ Ich tendiere zu Durchfall.	☐ Ich habe oft einen festen Stuhlgang.
☐ schon immer eine Durchfalltendenz.	☐ schon immer eine träge Verdauung.
☐ Sodbrennen, Leberbeschwerden, Entzündungen, rote Haut, Bluthochdruck, Fieber, Kolitis.	☐ Erkältungen, Grippe, Nebenhöhlenentzündungen, Allergien, Diabetes, Asthma, Ödeme.
☐ Fieber, Hitzewallungen, Akne, gerötete Augen, starker Schweiß, starker Durst, Bronchitis.	☐ Ödeme, geschwollene Gelenke, Appetitmangel, Erkältungen mit Schleim.
☐ Hitzewallungen, gerötete Haut, Ausschlag, Nasenbluten, Dermatitis.	☐ einen hohen Cholesterinspiegel, Anämie, Gallensteine, Leberstau.
☐ Sehnen- und Muskelentzündungen, Geschwüre, Gastritis.	☐ Viel Schleim in den Atemwegen, Muskelschwellungen, steife Muskeln.
☐ starkes Schwitzen, Cellulitis, starker Harndrang (oft orangefarben), Nierenentzündungen.	☐ Übergewicht, Müdigkeit, chronische Infektionen, Pankreas- und Milzstörungen.
☐ ergraute Haare, frühe Glatze, gerötete Gelenke, entzündliche Arthritis.	☐ geschwollene Gelenke, Knochensporn.
☐ Lähmungen, Wut, Reizbarkeit, eine extrem scharfe Wahrnehmung, Neuritis, Kopfschmerzen.	☐ dumpfe Schmerzen, getrübte Sinnesorgane.
☐ Gebärmutterblutungen, entzündete Geschlechtsorgane, Prostataschwellung.	☐ Prostatavergrößerung, Unfruchtbarkeit, Impotenz.
______ Punkte	______ Punkte

Überblick Vata-Dosha

Das Vata-Dosha steuert Atmung, Bewegung und die natürlichen Bedürfnisse. Es zeichnet sich durch die folgenden Eigenschaften aus:

- trocken
- kühl
- rau
- leicht
- beweglich
- feinstofflich

Menschen mit viel Vata sind sehr feingliedrig und schlank, bestehen aus weniger Muskeln und Fett, sind entweder oft sehr groß oder sehr klein. Sie zeichnen sich durch eine hohe Flexibilität und Beweglichkeit sowie Kreativität und Intelligenz aus, sind jedoch auch oft zerstreut und vergesslich.

Typ: Elf/Elfe, Künstler/Künstlerin

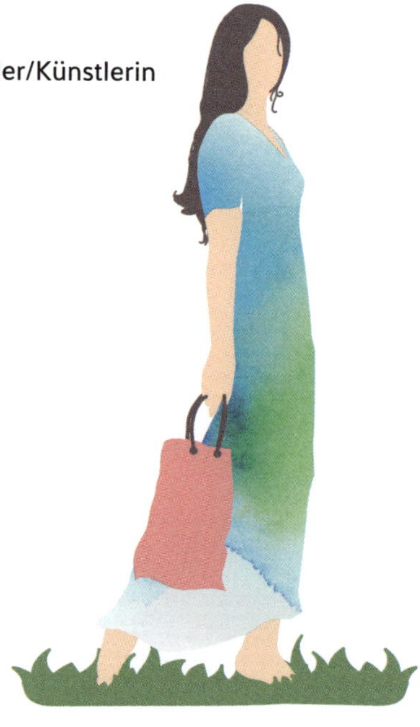

Tipps zum Vata-Ausgleich:

- Meide Rohkost und kalte, trockene Nahrungsmittel.
- Verwende hochwertige Öle, insbesondere Ghee.
- Iss regelmäßige und warme Mahlzeiten (siehe dazu auch »Ernährungstipps für Vata« auf Seite 111).
- Die Geschmacksrichtungen süß, sauer, salzig gleichen Vata aus. Während die Geschmacksrichtungen bitter, scharf, zusammenziehend Vata erhöhen.
- Sorge für genügend Wärme und schütze dich vor Wind.
- Etabliere Regelmäßigkeiten und Routinen in den Alltag.
- Trage oder dekoriere mit hellen und pastelligen Farben wie Weiß, Creme, helles Gelb, Grün, Orange oder Rot. Vermeide Neonfarben, zu knallige, dunkle oder schwarze Farbtöne.
- Ruhige, fließende Bewegungen, Qigong, Tai-Chi, Entspannungsübungen, Spaziergänge, Yin Yoga und sanfte Yogaeinheiten (zum Beispiel »Katze-Kuh«, siehe Seite 50, oder die »Calm your Vata«-Yogapraxis, siehe ab Seite 142) besänftigen Vata. Achtung vor zu viel Auspowern, denn das treibt Vata in die Höhe.
- Eine wärmende Atempraxis wie »Kapalabhati« (siehe Seite 53) reduziert die Kühle von Vata.
- Um das Nervensystem zu entspannen, helfen ausgleichende Atemübungen wie die »4-7-8-Atmung« (siehe Seite 59), »Nadi Shodhana« (siehe Seite 77) und die »So-Hum-Technik« (siehe Seite 78).
- Sanfte Massagen mit nährendem Öl (siehe Seite 63 und 64) sowie wärmende Bäder und ausreichend Schlaf balancieren Vata aus.
- Ätherische Öle und Düfte, die wärmend und erdend sind, beruhigen Vata, wie beispielsweise Eukalyptus, Baumharze, Jasmin, Rose und Vetiver.

Überblick Pitta-Dosha

Das Pitta-Dosha steuert Körperwärme, Verdauung und Stoffwechselprozesse. Es zeichnet sich durch die folgenden Eigenschaften aus:

- heiß
- ölig
- beweglich
- flüssig
- leicht
- penetrierend
- sauer
- scharf

Menschen mit viel Pitta sind athletisch gebaut und der Muskelaufbau fällt ihnen sehr leicht. Ihr Hunger ist stark ausgeprägt und sie tendieren zu großer Hitze, Ungeduld und Gereiztheit.

Typ: Manager/Managerin, Athlet/Athletin

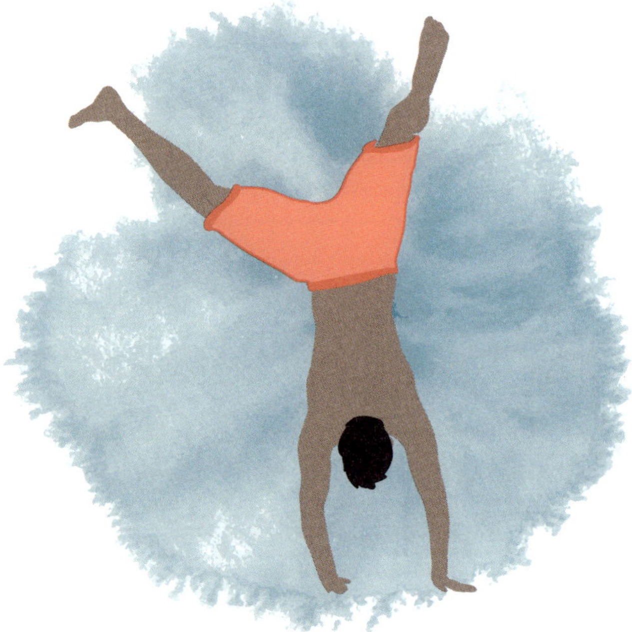

Tipps zum Pitta-Ausgleich

- Meide übermäßige Hitze.
- Vermeide den Konsum von zu viel öligen und frittierten Speisen. Merke dir: »Kein Öl ins Feuer gießen!«
- Iss regelmäßige sowie kühlende und mäßig gewürzte Mahlzeiten (siehe dazu auch »Ernährungstipps für Pitta« auf Seite 112).
- Die Geschmacksrichtungen süß, bitter, zusammenziehend gleichen Pitta aus. Während die Geschmacksrichtungen salzig, scharf, sauer Pitta erhöhen.
- Trage kühlende und nicht zu knallige Farbtöne wie zum Beispiel Blau, Violett oder Silber und Creme. Vermeide kräftiges Rot und Schwarz.
- Baue regelmäßig Sport und Bewegung in deinen Alltag ein, um Dampf abzulassen. Übe dabei nicht zu verbissen oder wettbewerbsorientiert. Zügiges Gehen, Schwimmen und kühlende Yogaübungen wie die »Cool your Pitta«-Yogapraxis (siehe ab Seite 148) und auch »Katze-Kuh« (siehe Seite 50) sind hilfreich.
- Übe dich in Mitgefühl und Empathie. Gleiche Gereiztheit und Zorn aus (siehe Seite 75).
- Um das hitzige Gemüt zu entspannen, helfen ausgleichende Atemübungen wie die »Nadi Shodhana« (siehe Seite 77) und die »So-Hum-Technik« (siehe Seite 78).
- Naturerlebnisse am oder im Wasser, die Betrachtung des Sternenhimmels und des Mondes helfen dabei, Pitta zu reduzieren.
- Beruhigende und kühlende Düfte wie Geranie, Jasmin, Rose oder Sandelholz gleichen Pitta aus.
- Eine kühlende Atempraxis wie »Shitali« (siehe Seite 79) reduziert die Hitze von Pitta.

Überblick Kapha-Dosha

Das Kapha-Dosha steuert Energie und steht für Stabilität und das Speicherprinzip. Es zeichnet sich durch die folgenden Eigenschaften aus:

- ölig
- kühl
- grobstofflich
- weich
- schwer
- schleimig

Menschen mit viel Kapha haben einen schweren Knochenbau, neigen zu einem höheren Gewicht oder auch zu Übergewicht. Ihre Gelenke sind gut geschmiert, die Haare kräftig und die Wimpern dicht. Die Haut ist kühl und feucht.

Typ: Fels in der Brandung

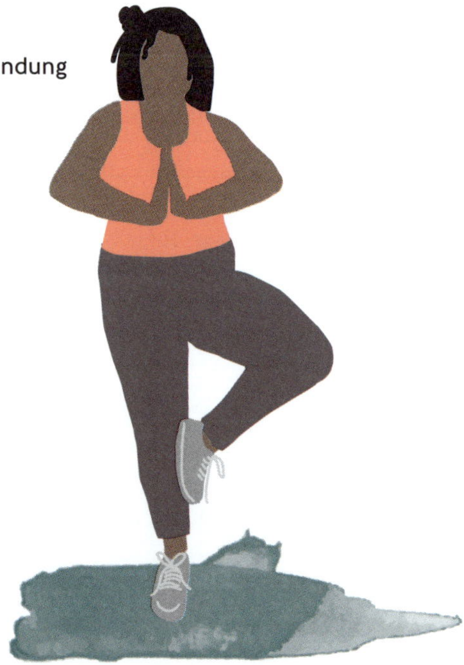

Tipps zum Kapha-Ausgleich

- Meide schwere und ölige Speisen sowie eiskalte Speisen und Getränke. Meide Milch und Milchprodukte, denn sie fördern Verschleimung.
- Bevorzuge leichte und trockene Nahrung, um die Feuchtigkeit und Schwere auszugleichen (siehe dazu auch »Ernährungstipps für Kapha« auf Seite 112).
- Die Geschmacksrichtungen bitter, scharf, zusammenziehend gleichen Kapha aus. Während die Geschmacksrichtungen süß, sauer, salzig Kapha erhöhen.
- Trage helle oder kräftige Farbtöne wie beispielsweise Gelb, Orange, Rot und Gold. Vermeide Farben, die Trägheit und Schwere fördern, wie zum Beispiel Schwarz oder generell dunkle Töne.
- Baue genügend Bewegung und sportliche Aktivitäten in deinen Alltag ein. Aktivierende Yogaübungen wie die »Balance your Kapha«-Yogapraxis (siehe ab Seite 152) und auch »Katze-Kuh« (siehe Seite 50) sind hilfreich.
- Um die Energiekanäle auszugleichen, hilft die Atemübung »Nadi Shodhana« (siehe Seite 77).
- Trockenbürstenmassagen wie »Garshana« (siehe Seite 55) regen die Durchblutung und den Lymphfluss an.
- Saunagänge verringern Kapha und fördern Entgiftungsprozesse im Körper. Besonders empfehlenswert ist die »Kitchari-Resetkur« ab Seite 136.
- Landschaftlich gleichen trockene, heiße Wüstenlandschaften und frische, windige Bergluft (am besten bei sonnigem Wetter) Kapha aus. Sonnenbaden und der Aufenthalt in windiger Umgebung sind empfehlenswert.
- Ätherische Öle und Düfte, die wärmend und anregend sind, gleichen Kapha aus, wie beispielsweise Eukalyptus, Kampfer, Moschus, Zeder.

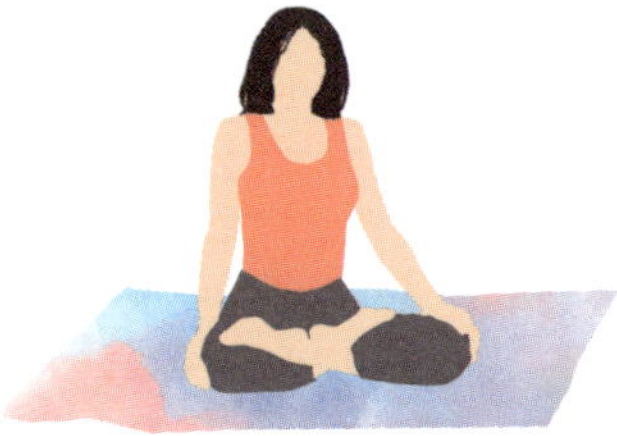

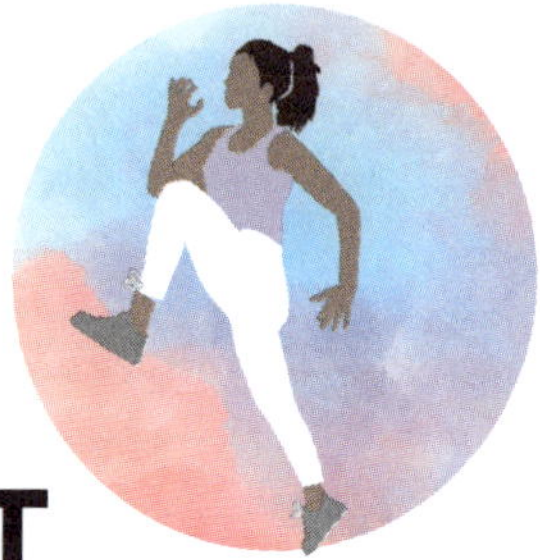

WIE STEHT ES UM DEINE GEISTIGE KLARHEIT?

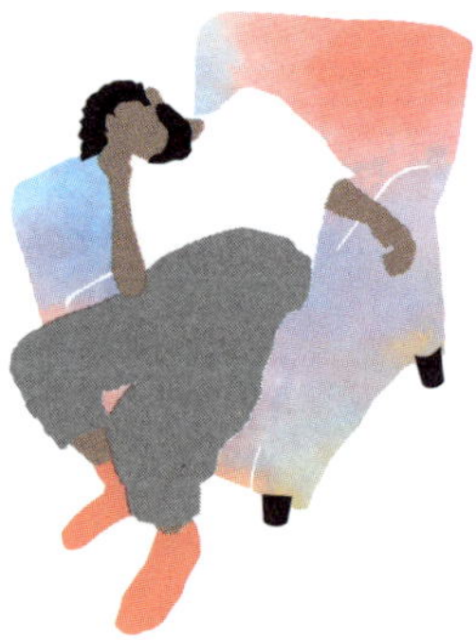

Die mentalen Gunas: Sattva, Rajas und Tamas

Neben der körperlichen Konstitution gibt es im Ayurveda auch eine Einteilung der Charaktere entsprechend der mentalen Eigenschaften (mentale Gunas). Diese drei Gunas nennen sich »Sattva«, »Rajas« und »Tamas«. Laut klassischer Schriften unterscheiden sich die Gunas in ihrer psychischen und moralischen Ausrichtung sowie in ihrer Resonanz auf das soziale Umfeld.

In Kombination mit den drei Doshas Vata, Pitta und Kapha ergeben sich hieraus nochmals spezifischere Merkmale in Bezug auf die Gesamtkonstitution eines jeden Menschen. Wie sehr ein Mensch grundsätzlich von Sattva, Rajas oder Tamas geprägt ist, hat eine große Auswirkung auf seine Persönlichkeit, seine Einstellung und dadurch auch auf sein Verhalten in Bezug auf seine Mitmenschen oder die Umwelt. Da sich die Kräfte jedoch in einem permanenten Wechselspiel befinden, kann eine sattvische, rajasische oder tamasische Einstellung je nach Situation, Energielevel und Gesamtzustand jederzeit schwanken und sich verändern. Verstehen wir aber die Prinzipien und lernen, wie diese mit unserem Verhalten und unserer Ernährung zusammenhängen, können wir es uns zur Gewohnheit machen, stets den Fokus auf ausgleichende und Sattva-fördernde Maßnahmen zu lenken und bereits bei kleinen Abweichungen sanft gegenzulenken.

Sattva, Rajas und Tamas

»Sattva« bezeichnet Bewusstsein, Reinheit, klare Wahrnehmung. Sattvisch geprägte Menschen sind empathisch, liebevoll, kreativ, aufrichtig und ehrlich. Ihnen wohnt oft ein Strahlen inne und sie setzen sich gerne für ihre Mitmenschen und ihre Umwelt ein.

Menschen mit vorherrschendem »Rajas« haben eine Tendenz zu egoistischem Denken und Verhalten. Sie sind meist nur so lange freundlich, wie die Dinge zu ihren Gunsten laufen. Sie lieben Macht, gehobene Positionen, sind meist stolz und mit einer guten Portion Selbstwert versehen. Jedoch werden sie schnell aggressiv, wenn die Dinge nicht nach ihren Vorstellungen laufen.

»Tamas« verkörpert Dunkelheit, Trägheit und Schwere. Oftmals haben Menschen mit zu viel Tamas einen Hang zum Materialismus. Geistige Arbeit überfordert sie schnell – sie gehen lieber handfesten und monotonen Tätigkeiten nach. Meist ist eine Tendenz zu Bequemlichkeit, aber auch zu depressiver Verstimmung vorhanden.

i

ACHTUNG

Auch wenn jetzt der Eindruck entstanden sein mag, dass Sattva das einzig Wahre ist, so gilt es zu verstehen, dass auch Rajas und Tamas – zumindest in Maßen vorhanden – ihre positive Wirkung besitzen: Rajas bringt uns Schwung, Tatendrang und die Kraft zur Umsetzung großer Pläne. Tamas hingegen, in richtiger Dosierung, sorgt für eine tiefere Entspannung oder auch einen festen, erholsamen Schlaf in der Nacht. Empfohlen wird daher generell für einen starken und ausgeglichenen Geist: eine große Portion Sattva, eine kontrollierte, mäßige Portion Rajas und eine minimale Dosis Tamas.

Die heutige Welt ist von ihrer Qualität her gemeinhin nicht sehr sattvisch. Vielmehr finden wir in der »Schneller, höher, weiter«-Mentalität unserer modernen Gesellschaft viele rajasische Aspekte. Auch setzen wir uns persönlich – und sozusagen freiwillig – immer mehr Reizen durch Smartphone, soziale Netzwerke und Co. aus.

Der Ayurveda-Pionier Dr. David Frawley zieht hier einen Vergleich zwischen Fast Food und der Mediennutzung: Je mehr wir an nicht nährenden digitalen Medieninhalten konsumieren, desto mehr benötigt unser Geist vermeintlich davon.

Ähnlich wie bei einer ungesunden Fast-Food-Ernährung von der wir nicht wirklich gesättigt und befriedigt werden, infolgedessen aber immer mehr Junkfood wollen. Immer mehr Kicks, Reize und Berieselung sind nötig, um immer mehr Dopamin auszuschütten und den ins Ungleichgewicht gefallenen Geist weiter zu befeuern und damit die Disbalance aufrechtzuerhalten. Das natürliche Gespür dafür, was uns guttut, ist dadurch meist gestört oder verfälscht. So führt ein übermäßiger oder unpassender (Medien-)

Konsum langfristig zu geistigen Störungen. Daher ist es einerseits wichtig, dass wir uns genau anschauen, was wir konsumieren, und andererseits, dass wir unseren Geist immer wieder reinigen. Dafür findest du in diesem Buch viele wertvolle und praktische Methoden.

Wie steht es um deinen aktuellen mentalen Zustand?

Im Folgenden findest du einen Persönlichkeitstypen-Test, der im Prinzip genauso wie der Disbalancen-Test ab Seite 24 funktioniert. Du setzt die Kreuze so, wie du dich aktuell verhältst und fühlst. Wie schon beim Disbalancen-Test gehört auch hier wieder eine große Portion Aufrichtigkeit dir selbst gegenüber dazu. Denn wer kreuzt schon gerne an, dass er eine eher schwache Selbstbeherrschung oder Willenskraft hat. Mache dir an dieser Stelle aber unbedingt bewusst, dass dein Zustand nicht in Stein gemeißelt ist. Im Gegenteil: Je ehrlicher du hier die Fragen beantwortest, desto eher kannst du dich mithilfe der Impulse und Routinen in diesem Buch wieder in ein gesundes Gleichgewicht begeben. So bietet es dir die größtmögliche Chance für einen positiven Wandel!

Was sagt mir mein Ergebnis?

Hast du alle Kreuze gesetzt, kannst du diese nun addieren und siehst deine aktuelle mentale Momentaufnahme. Je nachdem, welches geistige Guna nun präsent ist, kannst du dir, kombiniert mit deiner Vikriti-Auswertung vom Disbalancen-Test (ab Seite 24), Anregungen für deinen Alltag zusammenstellen, um wieder in die Balance zu kommen. Ein Beispiel: Die Kombination aus beiden Tests besagt, dass du aktuell ein rajasischer Vata-Typ bist. Regelmäßige Routinen helfen dir dabei, Struktur und Fokus in deinen Alltag zu bringen. Der Sattva-Flow (ab Seite 132) unterstützt dich dabei, Rajas auszugleichen. Lautet das Ergebnis tamasischer Kapha-Typ, kann zum Beispiel das Detoxprogramm (ab Seite 136) den nötigen Ausgleich schaffen sowie eine sattvische Ernährung.

PERSÖNLICHKEITSTYPEN-TEST

	Sattva	Rajas	Tamas
Ich esse Fleisch ...	☐ nie	☐ manchmal	☐ oft
Ich bin vom Wesen her ...	☐ friedvoll	☐ kampfeslustig	☐ lethargisch
Ich konsumiere Drogen und Genussmittel ...	☐ selten	☐ manchmal	☐ oft
Mein Verlangen nach Schlaf ist ...	☐ gering	☐ mittel	☐ groß
Meine Selbstbeherrschung ist ...	☐ gut	☐ mittel	☐ schwach
Ich spreche ...	☐ ruhig	☐ aggressiv	☐ träge
Meine Arbeitsmentalität ist ...	☐ selbstlos	☐ egoistisch	☐ faul
Mein mentales Wohlbefinden ist ...	☐ gut	☐ mittel	☐ schlecht
Ich neige zu Wutausbrüchen ...	☐ nie	☐ selten	☐ häufig
Mein Angstempfinden ist ...	☐ gering	☐ mittel	☐ stark
Mein Verlangen nach Dingen ist ...	☐ gering	☐ schwankend	☐ stark
Ich bin stolz ...	☐ wenig	☐ mittel	☐ oft
Mein Zugang zu Liebe ist ...	☐ universell	☐ egoistisch	☐ gering
Ich neige zu Gewaltbereitschaft ...	☐ nie	☐ manchmal	☐ oft
Mein Stellenwert zu Geld ist ...	☐ gering	☐ mittel	☐ groß
Ich fühle Zufriedenheit ...	☐ fast immer	☐ häufig	☐ selten
Meine Gedächtnisleistung ist ...	☐ gut	☐ schwankend	☐ schwach
Mein Konzentrationsvermögen ist ...	☐ hoch	☐ mittel	☐ gering
Meine Willenskraft ist ...	☐ stark	☐ wechselnd	☐ schwach
Ich bin ehrlich ...	☐ fast immer	☐ manchmal	☐ nie
Ich empfinde Seelenfrieden ...	☐ fast immer	☐ manchmal	☐ nie
Ich bin kreativ ...	☐ stark	☐ mittel	☐ gering
Ich praktiziere Meditation ...	☐ häufig	☐ selten	☐ nie
Ich habe eine spirituelle Praxis ...	☐ ja	☐ manchmal	☐ nein
ENDERGEBNIS	_____ Punkte	_____ Punkte	_____ Punkte

Auswertung

Im Folgenden siehst du, wie sich eine mögliche geistige Disbalance auf das jeweilige Dosha auswirken kann und wie du mehr Sattva im Alltag fördern kannst.

Sattvische Vata-Typen besitzen eine ausgesprochen schnelle Auffassungsgabe. Ihr Geist ist aufgeschlossen, flexibel und in ihrem Wesen sind sie äußerst begeisterungsfähig. In ihnen steckt sehr viel Lebenskraft und dank ihrer kommunikationsstarken Fähigkeiten verfügen sie über sehr viel Empathie, die sie sehr gerne und häufig für heilende Zwecke ihren Mitmenschen oder ihrer Umwelt gegenüber einsetzen.

Rajasische Vata-Typen tendieren meist zu einer unruhigen und schnell wechselnden Handlungsweise. Ihre Standpunkte und Ziele im Leben ändern sich oft unvorhersehbar schnell – wie ein Wirbelwind, der übers Land fegt. Ihr Fokus ist oft schwach, sie sind leicht ablenkbar, springen von einer Aufgabe zur nächsten, ohne etwas zu Ende zu bringen oder ein Gefühl von Erfüllung zu spüren.

Tamasische Vata-Typen scheinen meist wie völlig aus der Kontrolle geraten. Sie verhalten sich häufig respektlos, tendieren zu Drogenkonsum, Diebstahl und Übergriffen.

Sattvische Pitta-Typen strahlen Güte, Wärme und Charisma aus. In ihrer Einstellung können sie sich in die Gefühle und Situationen anderer einfühlen, dabei behalten sie aber stets einen übergeordneten Blick auf das Ganze. Sie treffen Entscheidungen bedacht und besonnen und handeln häufig sehr mitfühlend. Doch auch ihr mutiges Voranschreiten, das oft nach Wachstum strebt, zeichnet sie aus. Sattvische Pitta-Typen besitzen eine geborene Führungspersönlichkeit.

Rajasische Pitta-Typen wollen um jeden Preis erfolgreich sein. Die Mittel und Wege dafür sind ihnen egal, auch wenn andere Menschen dabei zu Schaden kommen können. Mit viel Geschick präsentieren sie sich in den gewünschten Angelegenheiten und geben kaum Ruhe, bis sie erreicht haben, was sie wollen. Geistig neigen sie zu Rücksichtslosigkeit, Intoleranz, Stolz und Vorurteilen.

Tamasische Pitta-Typen haben eine allumfassend destruktive Grundeinstellung. Daneben neigen sie zu Gewalt- sowie Wutausbrüchen und empfinden keinerlei Empathie oder Mitgefühl für andere Lebewesen. Sie sind besonders gefährlich, da sie keinerlei Respekt vor den Gefühlen anderer Menschen haben, geschweige denn eine moralische Stimme im Inneren besitzen.

Sattvische Kapha-Typen sind erfüllt von Zufriedenheit und liebevoller Wärme, die sie gerne an ihre Mitmenschen weitergeben. In zwischenmenschlichen Beziehungen erweisen sie sich stets als hilfsbereit, friedvoll und treu. Man kann sagen, sie strahlen mütter- beziehungsweise väterliche Liebe gegenüber ihren Mitmenschen aus, für die sie stets ein offenes Ohr haben.

Rajasische Kapha-Typen sind meist gierig und herrschsüchtig. Ihre auf das Materielle ausgerichtete Grundeinstellung sorgt dafür, dass sie gerne Besitztümer anhäufen und immer ihrem großen Ziel, Macht und Reichtum, hinterherjagen, egal, wie viel sie schon angehäuft haben. Dabei nehmen sie keinerlei Rücksicht auf ihre Mitmenschen und sind in der Regel auch nie zufrieden mit dem, was sie schon haben.

Tamasische Kapha-Typen neigen in starker Weise zu Trägheit und Lethargie. Dadurch haben sie insbesondere einen Hang zu unpassender Ernährung und daraus resultierendem Übergewicht und

Schlackenbildung. Ihr Geist ist düster, schwerfällig und es herrscht eine gewisse Tendenz zu depressiven Verstimmungen vor. Nicht selten übernehmen sie keine Verantwortung für ihre Situation, sondern fühlen sich als Opfer.

Wie bereits zuvor erwähnt, wirken sich die mentalen Gunas auf unsere jeweilige Dosha-Konstitution, unsere Persönlichkeit, unsere Einstellung und unser Handeln aus. Daher ist es sinnvoll, die Anteile von Sattva, Rajas und Tamas in uns bewusst zu verändern. Das geht nicht nur durch Sattva-fördernde Routinen (ab Seite 72) und dem »Sattva-Flow« (ab Seite 132), sondern vor allem durch den Verzehr sattvischer, die innere Klarheit stärkende Nahrungsmittel. Beachte dabei jedoch auch die Info »Achtung« auf Seite 38.

Beispiele für sattvische Nahrungsmittel sind:

- Getreide- und Pseudogetreide: Hafer, Reis, Vollkorn, Quinoa, Weizen
- frisches Gemüse: grünes Blattgemüse, oberirdisch wachsende Gemüsesorten
- reifes, frisches Obst: Aprikosen, Avocados, Birne, Datteln, Feigen, Kokosnuss, Mangos, Pfirsiche, Pflaumen
- Nüsse, Samen und Hülsenfrüchte: Mungdal, Linsen, Kichererbsen, Mandeln, Cashew-, Sonnenblumen- und Kürbiskerne
- Milchprodukte: Demeter- oder Bioware wie Frischmilch, Ghee, Frischkäse, Quark und Joghurt
- milde Gewürze: Kardamom, Kurkuma, Koriander, Pfeffer, Kreuzkümmel, Petersilie, Safran, Steinsalz
- natürliche Süßungsmittel: Ahornsirup, Agavendicksaft, Jaggery und Sharkara (beides unraffinierte Rohzucker), Melasse, Waldhonig

Beispiele für rajasische Nahrungsmittel:

- generell bittere, heiße, saure, salzige, scharfe und trockene Lebensmittel
- unreifes Obst
- sehr scharfe Gewürze wie Chili im Übermaß
- Koffein und Stimulanzien aller Art
- Nachtschattengewächse wie Tomate, Aubergine
- Rettich, Radieschen, Knoblauch, Zwiebeln
- Eier, Fleisch, Fisch
- raffinierter Zucker, künstliche Süßstoffe
- Softdrinks
- industriell hergestellte Saucen
- stark gewürzte/überwürzte und gesalzene Speisen
- Lebensmittel mit künstlichen Zusätzen
- Alkohol

Beispiele für tamasische Nahrungsmittel:

- überreifes Obst
- Pilze
- Essig
- Erdnüsse, ranzige Nüsse
- gereifter Hartkäse
- raffinierter Zucker
- fermentierte Nahrungsmittel
- verbrannte, gebratene, gegrillte oder frittierte sowie wiederaufgewärmte Nahrung und Fertiggerichte
- Nahrungsmittel aus der Dose, stark verarbeitete oder genmanipulierte Nahrungsmittel
- Nahrungsmittel mit Konservierungsstoffen

Wichtig: Auch wenn es auf den ersten Blick für die mentale Ebene förderlich scheint, nur sattvische Nahrung aufzunehmen, sollten wir die Empfehlungen trotzdem in Relation zu unserer Dosha-Konstitution sehen. Bei zu viel Kapha beispielsweise kann eine Ernährung mit süßem Obst und Milchprodukten kontraproduktiv sein. Bei geistigen Disbalancen wie Melancholie, depressiver Verstimmung oder anderen sollten vor allem tamasische Lebensmittel vermieden und sattvische Nahrungsmittel präferiert werden!

Übungen für einen klaren Geist

Der Einfluss der drei mentalen Gunas auf unsere Verhaltensmuster kann auch durch eine spirituelle Praxis verändert werden: Yoga, Atemübungen (pranayama), Meditationen, Achtsamkeitsübungen und Dankbarkeitsrituale können Sattva erhöhen.

Mein Tipp

**ERNÄHRUNGS-CHECK:
WIE SATTVISCH IST DEINE ERNÄHRUNG?**

Ziehe eine kleine Bilanz und stelle dir folgende Fragen: Wie sattvisch ernähre ich mich im Alltag? Welche rajasischen und tamasischen Lebensmittel kann und möchte ich in Zukunft einschränken oder ganz vermeiden? Welche Maßnahmen ergreife ich dafür? Welche Hilfe benötige ich von außen, zum Beispiel durch mein Umfeld? Nimm dein Journal zur Hand und halte deine Ergebnisse fest. Notiere dir auch, was du ab sofort in deiner Ernährung verändern möchtest.

Tschüss, Disbalance!

Schon kleine Routinen können dein Leben verändern, denn sie vermitteln ein Gefühl von Sicherheit und fördern geistige Klarheit. Greife also rein in die »ayurvedische Schatzkiste« für alle Lebenslagen und lasse dich von den Effekten überzeugen.

DINACHARYA

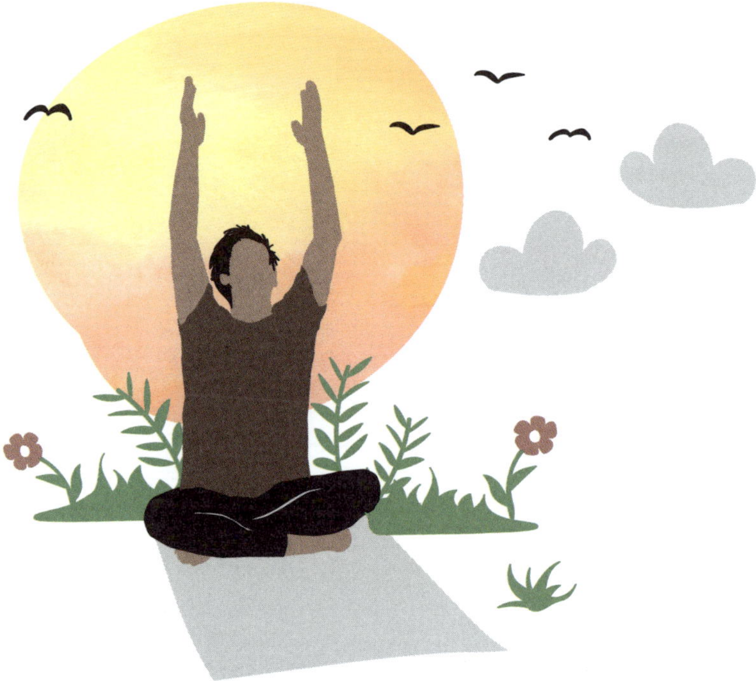

Ayurvedische Tagesroutinen

Der Tagesrhythmus und die Uhrzeiten werden von den drei Wirkkräften Vata, Pitta und Kapha dominiert. Das Wissen darum kann uns wertvolle Hilfestellung in unserer Tagesplanung geben, weil wir die jeweiligen Stärken der Wirkkraft, die gerade aktiv ist, nutzen können. Doch was bedeutet das konkret?

Vor Sonnenaufgang aufstehen

Frühes Aufstehen vor 6 Uhr kann dir dabei helfen, dynamisch in den Tag zu starten, weil das bewegte Wirkelement Vata zu dieser Zeit aktiv ist. Die Zeit vor Sonnenaufgang wird auch als »Brahma Muhurta« bezeichnet. Sie ist geprägt von sattvischer, also klarer, reiner Qualität und eignet sich daher insbesondere für spirituelle Praktiken und Studien (siehe »Routinen für den Geist« ab Seite 72).

Zeit für deine Morgenroutine

In der Zeit zwischen 6 Uhr und 10 Uhr ist das Kapha-Dosha dominant, weshalb sich in dieser Zeitspanne körperliche Routinen wie Yoga, Atemübungen (pranayama), Dehnung und Frühsport gut anbieten. Denn durch die Kapha-Dominanz erhalten wir besonders viel Kraft und Ausdauer für diese Aktivitäten. Tägliche Routinen wie beispielsweise eine Morgenroutine mit Zungeschaben, Ölziehen (siehe Seite 51) und (Trockenbürsten-)Massage (siehe Seite 55 sowie ab Seite 62) können in dieser Zeit gut integriert werden, ebenso ein leichtes Frühstück, am besten zwischen 7 Uhr und 9 Uhr.

Mein Tipp

TAUTRETEN FÜR EINEN ACHTSAMEN START IN DEN TAG

Lege dir Sesamöl und ein Handtuch bereit. Gehe morgens barfuß in die Natur oder in deinen Garten. Laufe achtsam und langsam über das Gras. Fühle, wie das vom Tau feuchte Gras unter deinen Füßen für Kühle sorgt. Spüre genau hin, wie es sich anfühlt, und genieße diesen verbindenden Moment mit der Natur.

Trockne deine Füße anschließend ab und massiere sie sanft mit etwas in den Händen erwärmtem Sesamöl.

KATZE-KUH

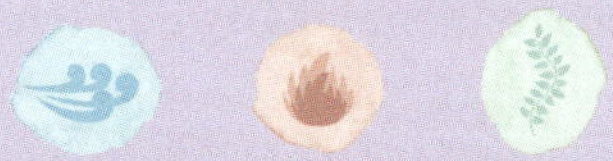

Die Katze-Kuh-Übung weckt deine Wirbelsäule sanft auf und hält sie beweglich. Sie kräftigt deinen Rücken und auf sanfte Weise deine Handgelenke.

So geht's

1.

Begib dich in den Vierfußstand. Platziere deine Hände unter deine Schultergelenke und deine Knie unter dein Hüftgelenk. Verankere die Hände und Zehen gut mit dem Boden.

2.

Hebe einatmend dein Steißbein an und kippe das Becken nach vorne und gehe mit dem unteren Rücken bewusst in ein sanftes Hohlkreuz. Hebe deinen Hals und deinen Kopf sanft an.

3.

Ziehe ausatmend dein Steißbein nach innen unten und wölbe deinen Rücken nach oben, dein Blick geht nach unten vor dich auf den Boden. Dein Körper formt einen Katzenbuckel.

4.

Versuche, die Bewegung zunehmend fließend auszuführen, und nimm dabei deinen Atem wahr: Einatmend komme ins Hohlkreuz (Kuh), ausatmend werde rund im Rücken (Katze).

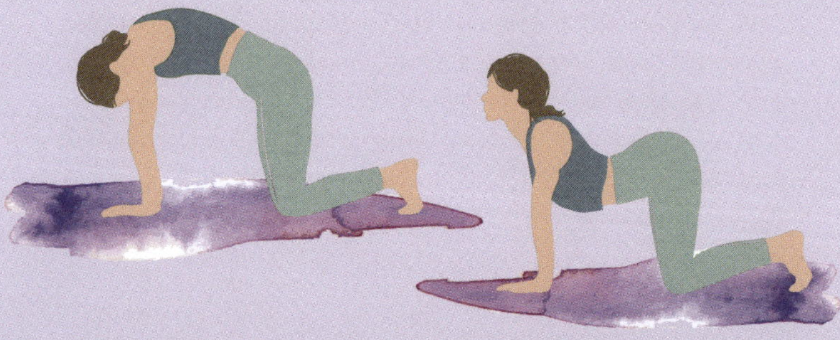

Zunge schaben

Wenn du morgens aus dem Bett aufstehst, sollte dein erster Gang ins Bad zum Zungenreiniger sein. Das Reinigen der Zungenoberfläche am Morgen bewirkt, dass du die Ablagerungen, die sich über Nacht auf deiner Zunge gebildet haben, sanft entfernst und somit verhinderst, dass diese beim Trinken erneut heruntergespült werden. Denn die Zunge ist der erste Hinweis für Ama im Körper, das wir anhand des Belages feststellen können. Deshalb ist die Zungendiagnose ein wesentlicher Bestandteil im Ayurveda.

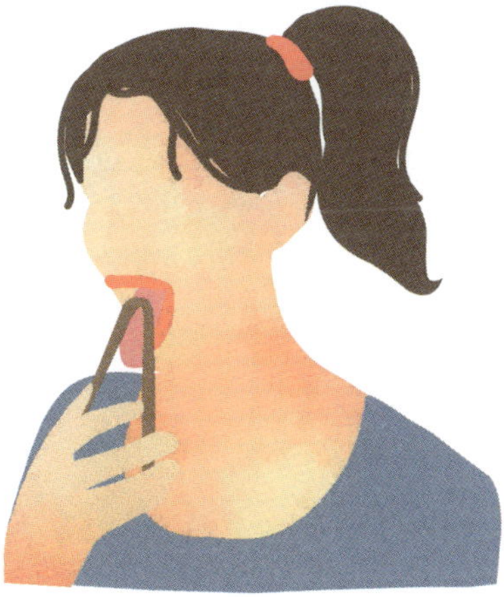

Gandusha – Das Ölziehen

Nimm dir 10 Minuten Zeit am Morgen, zum Beispiel während du dich im Bad fertig machst oder während du unter der Dusche stehst. Nimm 1 EL kalt gepresstes Sesamöl oder alternativ Leinsamen-, Kokos- oder natives Olivenöl und ziehe das Öl 10 Minuten durch die Zahnzwischenräume. Spucke das Öl anschließend in ein Tuch und entsorge es im Müll. Das Ölziehen dient der Entgiftung des Körpers über die Mundschleimhaut und wirkt zudem antibakteriell.

Neti und Nasya – Die Nasenreinigung

Ayurveda betrachtet die Nase als Tor zum Gehirn. Daher ist es wichtig, diese gut zu pflegen. Wenn du unter häufig verstopften Nasennebenhöhlen leidest, empfehle ich dir das regelmäßige Spülen mit einem sogenannten Netikännchen, einer Minigießkanne für die Nase. Fülle dafür 2,5 g jodfreies Salz mit 250 ml warmem Wasser in ein Netikännchen und löse das Salz mit dem Finger oder einem Löffel in der Flüssigkeit auf. Gieße die Salzlösung über dem Waschbecken zuerst in dein eines Nasenloch und lasse sie durch das andere herausfließen, indem du den Kopf zur Seite neigst und in das obere Nasenloch das Netikännchen steckst. Das Salzwasser wird dann von oben nach unten durchlaufen und dabei deine Nase gut spülen. Wechsle anschließend die Seite. Da Salzwasser die Schleimhäute austrocknet, empfiehlt es sich, im Anschluss etwas Nasya-Öl, eine Sesam-Öl-Mischung mit verschiedenen Kräutern, mit den kleinen Fingern in die Nasenlöcher zu geben und die Naseninnenwand damit einzuölen.

i

DIE FORTGESCHRITTENE NASYA-PRAXIS

Lege deinen Kopf in den Nacken und gib mit der Pipette etwa zwei Tropfen Nasya-Öl in ein Nasenloch. Halte das andere Nasenloch zu und ziehe das Öl durch das offene Nasenloch nach oben. Wiederhole dies anschließend mit der anderen Seite und lasse deinen Kopf noch in zurückgelehnter Position, sodass das Öl den Rachen entlangfließen kann und du es anschließend ausspuckst. Dabei kann es zu einem leicht unangenehmen Brennen kommen, was sich besonders am Anfang vielleicht irritierend anfühlt.

KAPALABHATI – DER FEUERATEM

Diese Atemtechnik wird auch der »leuchtende Schädel« genannt, von »kapala« (Schädel) und »bhati« (leuchten).

So geht's

1.

Setze dich aufrecht und bequem hin. Schließe deine Augen und atme einige Male tief durch die Nase ein und aus.

2.

Atme bequem ein und ziehe dann mit der Ausatmung kraftvoll den Bauchnabel nach innen, während du die Luft kräftig durch die Nase ausstößt. Stelle dir dabei vor, wie du in ein Taschentuch schneuzt oder mithilfe des Atems einen Fussel vom Nasenloch entfernen willst. Die Einatmung geschieht anschließend von ganz alleine. Atme so etwa 15–30 Mal stoßweise aus der Nase aus. Atme zum Abschluss zweimal tief ein und aus.

3.

Beginne deine zweite Runde Feueratem. Wiederhole im Anschluss noch eine dritte Runde und spüre anschließend nach, wie sich die (Feuer-)Energie in deinem Körper ausbreitet.

i

KONTRAINDIKATIONEN

Kapalabhati nicht bei Herz-Kreislauf-Problemen, Schwindel, Schwangerschaft oder Entzündungen im Bauchraum ausüben.

Warmes Zitronenwasser am Morgen

Das Trinken von warmem Zitronenwasser am Morgen hat viele Vorteile: Du kurbelst deinen Stoffwechsel und deine Verdauung von innen an, hydrierst deinen Körper nach der Nacht, stärkst gleichzeitig dein Immunsystem und unterstützt auch die Darmflora. Der Honig puffert wunderbar die Säure der Zitrone ab, was den Magen entlastet und für mehr Bekömmlichkeit sorgt. Ich empfehle regionalen Waldhonig, da dieser wertvolle Stoffe für uns bereithält. Wenn du intermittierendes Fasten praktizierst, lass den Honig weg, da dieser das Fasten unterbricht. Falls deine Zähne oder dein Magen empfindlich reagieren, nimm gerne einen Tropfen qualitativ hochwertiges, reines ätherisches Zitronenöl als Ersatz für den Zitronensaft oder Apfelessig, der ähnlich positive Eigenschaften besitzt.

REZEPT

- Saft von ½ Zitrone (alternativ 2 TL Apfelessig)
- 1 Glas warmes Wasser (nicht über 40 °C)
- 1 TL Waldhonig
- 1 Prise Salz
- 1 Prise Zimt (nach Belieben)

Vermische alle Zutaten miteinander in einem Glas.

ROSINENWASSER

Weiche eine Handvoll Rosinen in einem Glas heißem Wasser über Nacht ein. Schütte das Rosinenwasser am nächsten Morgen durch ein Sieb in ein Glas und trinke es. Nutze die Rosinen, wenn du magst, für dein Frühstücksporridge. Rosinenwasser wirkt erfrischend, stärkend und nährend.

GARSHANA – DIE TROCKENBÜRSTEN-MASSAGE

Das Trockenbürsten wird traditionell mit Rohseidehandschuhen ausgeführt. Bei robuster Haut (Kapha) kannst du auch eine Trockenbürste mit Naturborsten nutzen. Garshana entfernt abgestorbene Hautschuppen, strafft das Bindegewebe, regt die Durchblutung sowie den Lymphfluss an, ist aktivierend und stärkt das Immunsystem. Besonders bei einer Kapha-Dominanz wirkt die Massage wahre Wunder! Wichtig ist, dass du dich vor der Massage nicht duschst, weder Öl noch Lotion aufträgst.

So geht's

Nimm dir 10 Minuten Zeit und massiere deinen ganzen Körper von Fuß bis Kopf. Bürste dabei immer zum Herzen hin, in Richtung des Lymphflusses, um die stoffwechselanregende Wirkung und die Entschlackung über die Lymphe zu fördern. Massiere alle Gelenke kreisend, alle flächigen Körperteile mit Längsstrichen. Der Bauch wird kreisend im Uhrzeigersinn massiert, dies entspricht dem Dickdarmverlauf und regt die Verdauung an. Um die Brust herum nur sanfte Kreisungen vornehmen.

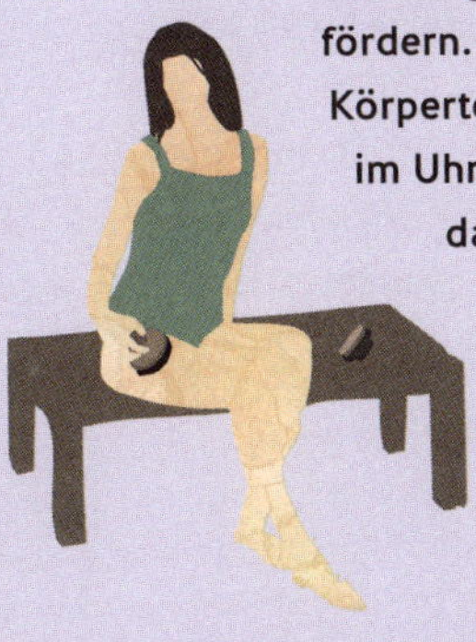

i

BEI EMPFINDLICHER HAUT

Neigst du zu dünner Haut, die schnell kalt wird (Vata) oder zu Rötung tendiert (Pitta), solltest du sanft und nur kurz massieren.

Tabuthema: Stuhlgang

In den vedischen Schriften wird immer wieder die Wichtigkeit eines regelmäßigen Stuhlgangs – im Idealfall am Morgen – betont. Auch wenn das Thema in unserem Alltag eher ein Tabuthema darstellt, ist dieser Punkt dennoch von Bedeutung für unsere Gesundheit. Als »normal« wird im Ayurveda mindestens ein Stuhlgang täglich bezeichnet, je nach Stärke des Verdauungsfeuers können dies noch mehr sein. Aber auch die Konsistenz und der Geruch spielen eine Rolle. Der ideale Stuhlgang besitzt folgende Eigenschaften:

- regelmäßig am Morgen nach dem Aufstehen
- bananenförmig
- von dunkelbrauner Farbe
- recht geruchsneutral
- hinterlässt kaum Rückstände in der Toilette
- benötigt wenig Toilettenpapier

Dies sind natürlich erst einmal hohe Ansprüche an deine Ausscheidungen. Mache dir an dieser Stelle keinen Druck, denn Abweichungen sind erst mal kein Grund zur Sorge, können jedoch Anzeichen für Disbalancen im Körper darstellen. Erfahrungsgemäß kommt deine Verdauung und damit auch dein Stuhlgang von alleine immer mehr ins Lot, je mehr du die ayurvedischen Prinzipien und zu dir passenden (Ernährungs-)Routinen in dein Leben integrierst.

i

TRAININGSEMPFEHLUNG

Setze dich nach deinem warmen Wasser auf die Toilette und warte 1–2 Minuten ab. Nutze einen Toilettenhocker, denn eine hockende Position entspannt und fördert den Stuhlgang.

Hausmittel gegen Verstopfung

Meine drei Tipps für einen regelmäßigen Stuhlgang lauten:

Leinsamen am Abend

Koche 1 EL Leinsamen ca. 3 Minuten in 200 ml Wasser, lasse das Getränk etwas abkühlen und trinke es nach deiner letzten Mahlzeit.

Flohsamenschalen

Lasse 2 TL Flohsamenschalen in 250 ml Wasser quellen und trinke es vor dem Schlafengehen. Spüle mit der doppelten Menge warmem Wasser nach, da Flohsamenschalen, wenn sie mit zu wenig Flüssigkeit eingenommen werden, auch zu Verstopfung führen können.

Übrigens … leidest du unter Durchfall? Trinke Flohsamen in »wenig« Wasser aufgelöst, um den Stuhl zu verfestigen.

Triphala

Triphala ist ein bewährtes Kräuterpräparat bestehend aus den drei Kräutern »Amalaki«, »Bibhitaki« und »Haritaki«. Es ist besonders wirksam bei Verstopfungsproblemen. Es gibt Triphala in verschiedenen Formen. Das effektivste ist das Churna, also die Pulverform, denn im Mund tritt durch die Geschmacksrezeptoren bereits seine Wirkung in Kraft. Die Verzehrempfehlung variiert je nach individueller Konstitution: Starte damit, 1 TL Triphala in warmem Wasser aufzulösen und dieses am Abend nach der letzten Mahlzeit zu trinken. Ist die Wirkung zu schwach, kannst du die Dosis etwas steigern. Ist sie zu hoch, macht sich das in Form von Durchfall bemerkbar. Es gibt aber auch Presslinge oder Kapseln. Lies bei diesen Präparaten am besten die Einnahmeempfehlung und lasse dich von einer Ayurveda-kundigen Person beraten.

Die Pitta-Kraft am Mittag nutzen

Zwischen 10 Uhr und 14 Uhr brennt das Verdauungsfeuer Agni besonders stark. Daher sollten wir in dieser Pitta-dominierten Zeit auch unsere Hauptmahlzeit zu uns nehmen. Auch Rohkost, Obst und Brote sollten wir möglichst zu dieser Tageszeit zu uns nehmen. Gleichzeitig wird durch die vorhandene Pitta-Dominanz unsere geistige Klarheit und Fähigkeit der Strukturgebung besonders unterstützt. So dient dieses Zeitfenster der Ausführung planerischer und organisatorischer Aufgaben.

Kreative Nachmittagsstunden

Zwischen 14 Uhr und 18 Uhr können wir uns noch mal ganz unserer Kreativität widmen. Projekte, die besondere Ideen benötigen oder mit Kommunikation und Vernetzung einhergehen, sind für diese Vata-dominierte Tageszeit besonders vielversprechend. Eine bunte Freizeitgestaltung oder das Pflegen sozialer Kontakte wird in diesem Rahmen ebenfalls vom Geiste des Vatas unterstützt.

Vor 22 Uhr schlafen gehen

Bis 22 Uhr herrscht die von Trägheit geprägte Kapha-Energie vor, weshalb es unserem Körper daher auch leichter fällt, in dieser Zeit herunterzufahren und in einen tiefen Schlaf zu fallen. Im Idealfall sollten wir daher vor 22 Uhr ins Bett gehen. Denn danach beginnt wieder die aktive und feurige Pitta-Phase, die bei vielen Menschen neue Energieschübe sowie erneuten Hunger auslösen kann. Da der Körper insbesondere die Stunden vor Mitternacht für die Regeneration und innere Reinigungsprozesse nutzt, empfiehlt der Ayurveda, rechtzeitig vor dem Pitta-Energiekick herunterzufahren und schlafen zu gehen. Ein frühes und leicht bekömmliches Abendessen kann hervorragend dazu beitragen, dass wir nachts nicht mit vollem, schwerem Bauch wach liegen und der Körper ausschließlich mit der Verdauung beschäftigt ist.

BEI SCHLAFPROBLEMEN: 4-7-8-ATMUNG

Die 4-7-8-Atmung ist eine hilfreiche Methode bei Stress, nervöser Unruhe, Ängsten und generell bei einem überreizten Nervensystem. Praktiziere diese Übung immer dann, wenn du dich im Alltag unruhig oder überreizt fühlst oder wenn du Einschlafprobleme hast.

So geht's

1.
Setze dich aufrecht und bequem hin. Leere deine Lungen durch ein tiefes Ein- und Ausatmen.

2.
Atme durch die Nase ein und zähle dabei bis vier.

3.
Halte dann die Luft an und zähle bis sieben.

4.
Atme durch den geöffneten Mund kraftvoll aus und zähle dabei bis acht.

5.
Wiederhole diesen Atemvorgang gerne einige Male, bis du dich ruhiger fühlst.

Hinweis: Es kann sein, dass dir diese Übung anfangs aufgrund des Zählens schwerfällt. Du wirst mit der Zeit aber merken, wie diese Übung immer mehr in Fleisch und Blut übergeht, bis du sie beinahe im Schlaf praktizieren kannst.

STÄRKE DEINE AUGEN

Die Augen werden im Ayurveda dem Pitta-Dosha zugeordnet. Während eine Trockenheit der Augen mit dem Vata-Dosha in Verbindung steht, deuten rote, brennende Augen dagegen auf ein Übermaß an Pitta hin. Ein Übermaß an Kapha kann sich durch Ablagerungen im und um das Auge bemerkbar machen. Eine zu starke Nutzung der Sinnesorgane kann laut Ayurveda zu Krankheit führen, daher ist es wichtig, die Augen zu pflegen und ihnen immer wieder eine Ruhepause zu gönnen.

So geht's

1.

Setze dich bequem und aufrecht hin. Versuche im Folgenden nur deine Augen zu bewegen.

2.

Atme ein und schaue mit deinen Augen nach oben. Atme aus und bewege ausschließlich deine Augen nach unten. Wiederhole diese Übung etwa zehn Mal und blinzel dann einige Male zur Entspannung.

3.

Wiederhole nun dieselbe Übung mit dem einfachen Unterschied, statt nach oben und nach unten zu schauen, dieses Mal nach links und nach rechts zu sehen. Danach wieder einige Male blinzeln, um die Anspannung zu lösen.

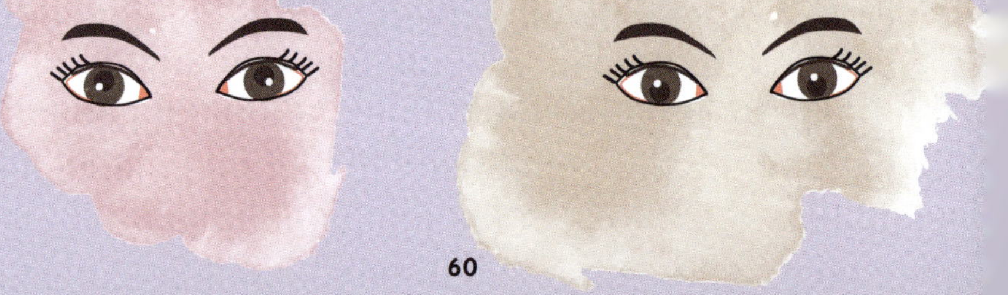

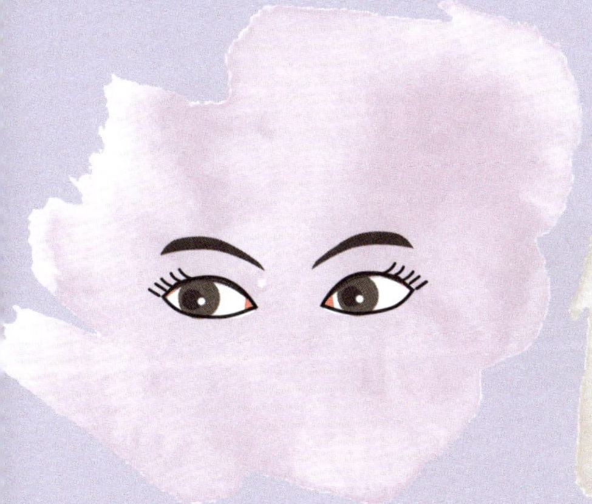

Achtung: Übe achtsam und nicht zu exzessiv, denn auch die Augen können Muskelkater bekommen.

Mein Tipp

DIE AUGEN PFLEGEN

Spritze dir jeden Morgen einige Tropfen kaltes Wasser in die Augen und versuche, dabei zu blinzeln.

Nach deiner Abendroutine kannst du ein klein wenig Ghee mithilfe des kleinen Fingers (Hände waschen!) in die Augen geben. Blinzele einige Male, damit es sich verteilt, und schließe dann die Augen. Das Ghee wird über Nacht die Augen nährend pflegen. Keine Sorge, es trübt zunächst deine Augen, aber am nächsten Morgen wirst du wieder klar sehen.

Bei brennenden Augen empfehle ich, Wattepads mit Rosenwasser getränkt auf die Augen zu legen und diese einige Minuten bis zu einer halben Stunde einwirken zu lassen. Das Rosenwasser kühlt wunderbar und gleicht gestresste Augen aus.

MASSAGERITUALE

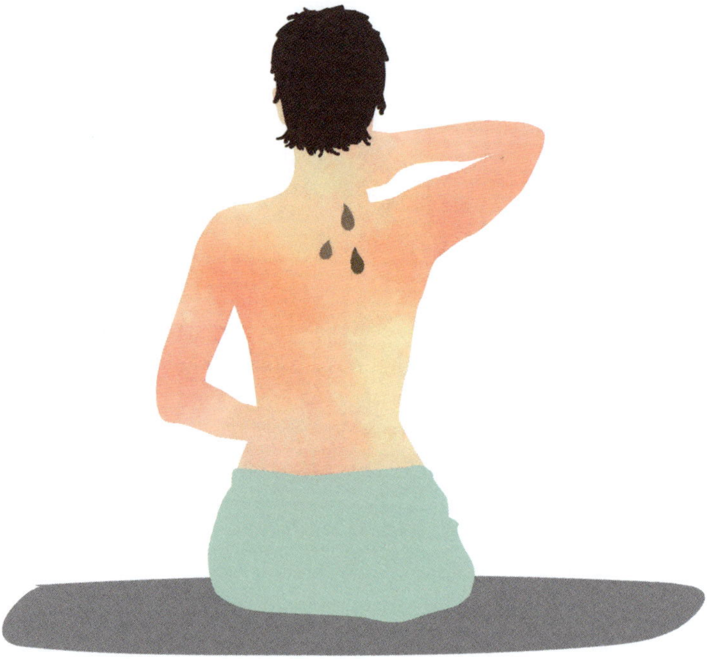

Dein Körper ist dein Tempel

Die regelmäßige Pflege des eigenen Körpers ist eine wundervolle Methode, um sofort im Hier und Jetzt anzukommen. Außerdem stärken Massagen, die du dir selbst gibst, deine Achtsamkeit, deine innere Verbindung zum Körper und dein positives Körperbewusstsein. Stelle dir deinen Körper als einzigartigen und wunderschönen

Tempel vor, dein Zuhause, das dich dein ganzes Leben lang durch alle Höhen und Tiefen, durch Freude und Leid trägt. Da wir stets das vermehren, wohin wir unsere Aufmerksamkeit richten, wertschätze deinen Körper für alles, was er für dich leistet, und führe die Massagen in liebevoller und dankbarer Haltung aus.

Gesichtsöle

Ein Gesichtsöl wird immer auf die gereinigte, feuchte Haut aufgetragen. Deshalb solltest du zunächst ein wasserbasiertes Serum, zum Beispiel mit Hyaluron oder Glycerin, und im Anschluss das Öl auftragen. Verwende entweder ein neutrales Öl wie Mandel- oder Aprikosenkernöl oder nimm ein Öl, das deiner Dosha-Konstitution entspricht. Wenn du magst, füge einen Tropfen reines ätherisches Öl wie zum Beispiel Pfefferminz für mehr Klarheit oder Lavendel für Entspannung hinzu.

Öle für den Vata-Typen

Vata-Typen haben von Natur aus eher trockene, kühle Haut, die sehr viel Schmiere und Wärme benötigt. Daher eignen sich hier besonders ergiebige, nährende, pflegende und wärmende Öle, welche die Haut optimal mit Feuchtigkeit versorgen und nicht auskühlen.

- Ghee
- Mandelöl
- Sesamöl

Öle für den Pitta-Typen

Die feurigen Pitta-Typen tendieren zu warmer und unter Umständen auch zu entzündlicher Haut. Daher sind ausgleichende Öle entweder thermisch neutral oder kühlend.

- Ghee
- Kokosöl
- Sonnenblumenöl

Öle für den Kapha-Typen

Da die Kapha-Haut meist sowieso schon sehr ölig ist, empfiehlt sich hier generell eher der Einsatz von wenig Öl. Sesamöl ist der Allrounder im Ayurveda und wirkt erwärmend sowohl auf Vata als auch auf Kapha. Senföl wärmt ebenfalls, fördert die Durchblutung und kann so Verspannungen lösen.

- Sesamöl
- Senföl
- Sonnenblumenöl

Der Einsatz von ätherischen Ölen mit anregender und wärmender Wirkung wie zum Beispiel Ingwer-, Rosmarin- oder Zimtöl kann Kapha-ausgleichende Effekte erzielen. Einfach einen Tropfen reines ätherisches Öl dem Öl hinzufügen. Alternativ kannst du Pulvermassagen oder Trockenbürstenanwendungen integrieren.

Öle dich vor dem Duschen ein

Wenn du dich vor dem Duschen, im besten Falle mit lauwarmem Öl, einölst und das Öl im Anschluss nur mit Wasser, einem milden Duschgel oder einer milden Seife abwäschst, bleibt ein feiner Fettfilm auf deiner Haut zurück, der deine Haut wunderbar nährt. Das ist besonders hilfreich, wenn du zu trockener Haut neigst – zum Beispiel für Vata-Typen und in der Herbstjahreszeit.

Du leidest unter Gelenkschmerzen?

Umkreise deine Gelenke regelmäßig mit warmem Öl. Die kreisenden Bewegungen fördern die Durchblutung und machen die Gelenke geschmeidiger. Traditionell wird im Ayurveda hierfür das sogenannte »Mahanarayana-Öl« genutzt. Dieses besitzt eine Sesamölbasis und enthält darüber hinaus wirkungsvolle Kräuter. Du kannst jedoch auch reines Sesamöl nutzen oder ein anderes Öl deiner Wahl. Besonders hilfreiche Kräuter oder Gewürze sind Weihrauch und Kurkuma, da beide entzündungshemmend wirken.

PADABHYANGA – FUSSMASSAGE

Mit einer Fußmassage kannst du wunderbar dein Vata-Dosha beruhigen. Hast du zu viele Gedanken im Kopf? Dann nimm dir die Zeit für eine Fußmassage. Das bloße Einölen der Füße ist die perfekte Selfcare- und Einschlafroutine am Abend.

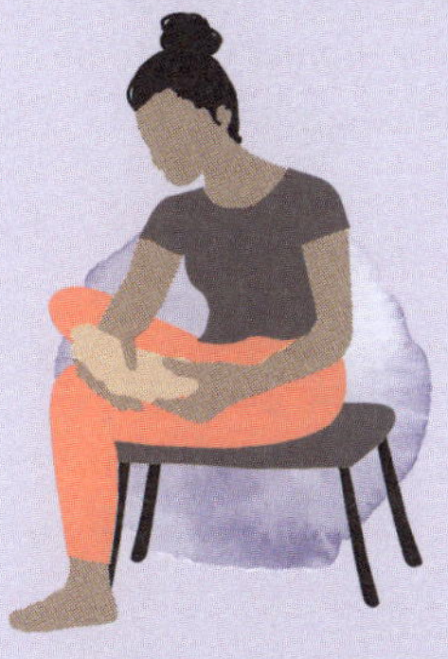

So geht's

1.

Lege deinen Knöchel quer über das andere Knie. Verreibe etwas erwärmtes Sesamöl zwischen deinen Händen und streiche damit von beiden Seiten deinen Fuß entlang. Verteile das Öl in kreisenden, ruhigen Bewegungen.

2.

Verschließe eine Hand zu einer Faust und reibe damit sanft deine Fußsohle auf- und abwärts. Bearbeite anschließend deine Fußsohle mit deinen beiden Daumen mit ausstreichenden Bewegungen von innen nach außen und von oben nach unten, um auf sanfte Weise Verspannungen zu lösen. Wechsle dann den Fuß.

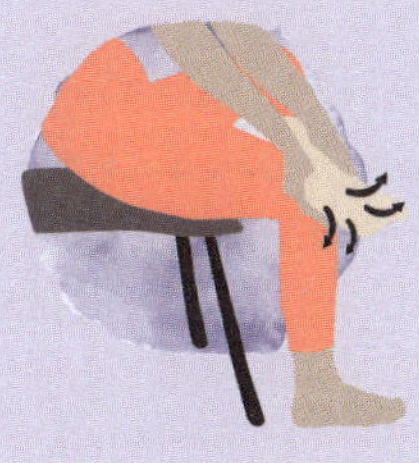

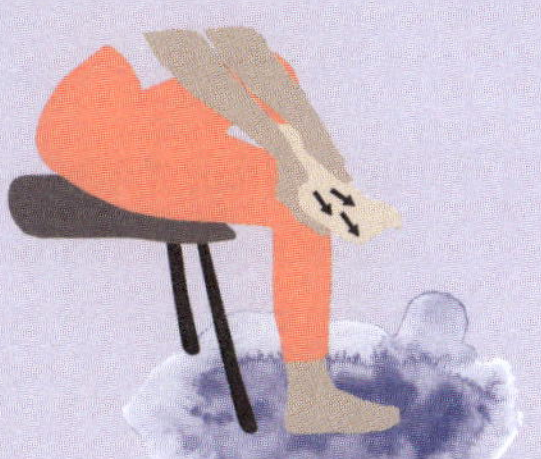

ABHYANGA – GANZKÖRPERMASSAGE

Abhyanga bedeutet so viel wie »liebende Hände« und ist eine hervorragende Routine, um bei dir selbst anzukommen. Morgens kannst du die Selbstmassage vor dem Duschen ausführen und danach einfach nur mit Wasser abduschen. Dies hinterlässt einen feinen pflegenden Film auf deiner Haut, der sich positiv auf die Hautgesundheit auswirkt. Aber auch abends wirkt eine Selbstmassage wunderbar beruhigend und pflegend.

So geht's

1.

Verreibe etwas erwärmtes Öl deiner Wahl (siehe ab Seite 63) zwischen deinen Händen. Beginne mit kreisenden, sanften Bewegungen deinen Nacken zu massieren. Gehe dann weiter zu deinen Schultern, deinem Brustbereich und deinem oberen Rücken – ganz so, als würdest du dich selbst umarmen. Nimm dir immer etwas Öl nach, wenn du mehr benötigst.

2.

Massiere deine beiden Arme bis hin zu Unterarmen und Fingern. Umkreise dabei auch deine Gelenke, das pflegt sie wunderbar von außen.

3.

Wandere mit kreisenden Bewegungen weiter nach unten über deinen Bauch beziehungsweise deinen unteren Rücken. Führe die sanften Bewegungen auf den Oberschenkeln fort, indem du ein Bein etwas erhöht abstellst oder dich im Sitzen weiter massierst. Widme dich am Ende liebevoll deinen Fußsohlen, eine Anleitung dazu findest du auf Seite 65.

MARMA-GESICHTSMASSAGE

Marmapunkte sind feine Energieknotenpunkte, die im Ayurveda als Brücke zwischen Körper, Geist und Seele fungieren. Im Gesicht besitzen wir einige dieser Punkte, die wir bei der Gesichtspflege gezielt stimulieren können.

So geht's

1.

Verreibe etwas erwärmtes Öl deiner Wahl (siehe ab Seite 63) zwischen den Händen und verteile es in kreisenden Bewegungen auf deinem Gesicht. Streiche mit den Händen mit leichtem Druck von der Nasenspitze nach außen zum Gesichtsrand aus und fühle, wie die Haut genährt und durchblutet wird.

2.

Starte mit dem Ajna-Punkt und drücke ihn sanft. Du kannst ihn im Uhrzeigersinn leicht umkreisen oder 30–60 Sekunden gedrückt halten. Gehe so alle Punkte, die du massieren möchtest, nacheinander durch. Reibe abschließend deine Hände schnell aneinander und lege sie auf deine Augen. Spüre der Wärme und Energie nach.

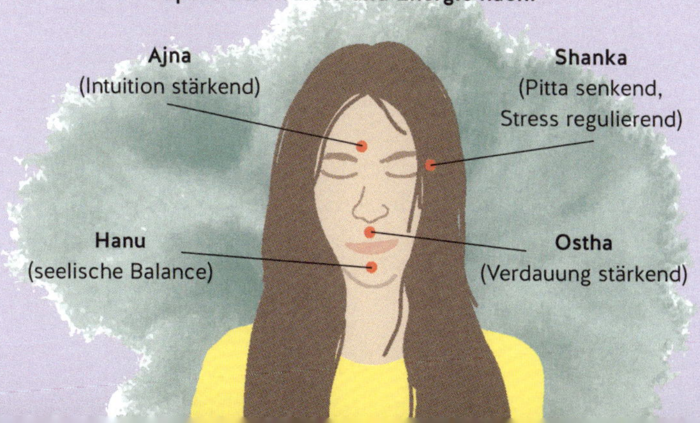
Ajna
(Intuition stärkend)
Shanka
(Pitta senkend,
Stress regulierend)
Hanu
(seelische Balance)
Ostha
(Verdauung stärkend)

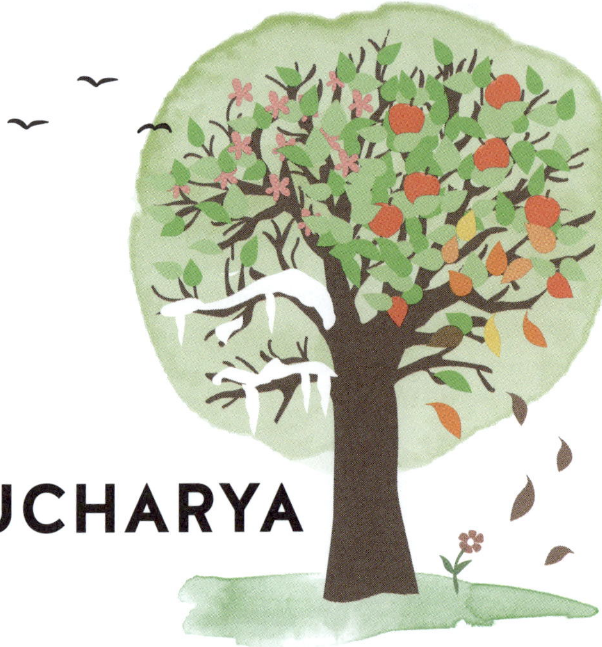

RITUCHARYA

Mit Ayurveda fit und gesund durchs Jahr

Im Ayurveda gibt es nicht wie bei uns vier Jahreszeiten, sondern sechs. Indem wir unseren Alltag den jeweiligen jahreszeitlichen Empfehlungen anpassen beziehungsweise uns daran orientieren, welche Qualitäten sich gerade in der Natur wiederfinden, können wir uns selbst wieder mehr in Einklang mit den universellen Kräften bringen. Die Routinen nach Jahreszeiten werden im Ayurveda »Ritucharya« genannt. Auch ist unsere aktuelle Disbalance, die Vikriti, meist entsprechend den vorherrschenden Kräften ausgeprägt. So kannst du je nach Jahreszeit den Dosha-Test (ab Seite 24) immer wieder neu ausfüllen und herausfinden, welches Dosha aktuell bei dir erhöht ist und eines Ausgleichs bedarf.

Vasanta Ritu – der Frühling (22.02. bis 21.04.)

Im Frühling ist das Kapha-Dosha hoch und unser Verdauungsfeuer Agni schwach. Daher ist jetzt die beste Zeit für Kapha-reduzierende Maßnahmen und Reinigungs- sowie Entlastungskuren (siehe, »Deine Kitchari-Resetkur« ab Seite 136). Achte darauf, ob du erhöhte Kapha-Anzeichen (siehe Test ab Seite 24) bei dir wahrnimmst. Eine Fastenkur kann helfen, ein Zuviel an Gewicht loszuwerden. Um Agni zu stärken und das Kapha in Schwung zu bringen, helfen Kräuter wie Pippali (langer Pfeffer) sowie generell scharfe, anregende, bittere Kräuter, Gewürze und Gemüse. Ernähre dich jetzt generell eher pflanzenbasiert, da insbesondere Milchprodukte allesamt das Kapha und Verschleimungen im Körper fördern. Meide auch Alkohol und Frittiertes. Sei aktiv und bewege dich je nach Wetter an der frischen Luft. Trockenbürstenmassagen am Morgen unterstützen dabei, den Stoffwechsel in Schwung zu bringen. Auch ein äußerlicher Frühjahrsputz kann den Reinigungsprozess unterstützen: Miste deine Wohnung oder Kleidung aus, räuchere, um dich energetisch zu reinigen, und frage dich: »Wovon kann ich mich trennen?«

Grishma Ritu – der Frühsommer (22.04. bis 21.06.)

Im Frühsommer steigt das Pitta-Dosha und das Agni ist stark, daher sind nun vor allem kühlende, weniger scharfe und würzige Kräuter und Gewürze hilfreich, um die Hitze im Körper auszugleichen. Optional kann der Verzehr von Milchprodukten, insbesondere Ghee oder Demeter-Milch, dir dabei helfen, das aufsteigende Pitta auszubalancieren. Zum Trinken wird Quellwasser und stilles Wasser auf Zimmertemperatur empfohlen, da Kohlensäure das Pitta ansteigen lässt. Steht jetzt unbedingt früh auf, am besten noch vor Sonnenaufgang (brahma muhurta). Tautreten in der Morgensonne kann dich erden (siehe Seite 49). Ausgleichende Atemübungen wie Shitali (siehe Seite 79) und leicht dynamische, entgiftende Yogaübungen (ab Seite 148) tragen zu einer stabilen Balance bei.

Varsha Ritu – der Spätsommer (22.06. bis 21.08.)

Im Spätsommer ist das Pitta-Dosha stark erhöht und unser Agni wird schwächer. Jetzt sind die Temperaturen und die Kraft der Sonne besonders ausgeprägt, was Pitta-Symptome wie Übersäuerung, Sodbrennen, Magenschleimhautentzündungen und gerötete Haut begünstigen und fördern kann. Bitteres Obst, Gemüse und Kräuter sowie befeuchtende und basische Lebensmittel können dabei helfen, Pitta im Zaum zu halten. Meide Melonen und besonders Wassermelone sowie fermentierte Lebensmittel, Tomaten, Paprika und Alkohol, da diese zu einem enormen Pitta-Anstieg führen können. Pfefferminztee, Kokoswasser oder ein Schuss Rosenwasser in deinem Wasser sind optimale Getränke, um deinen Elektrolythaushalt aufzufüllen und Pitta runterzukühlen. Um Agni zu unterstützen, empfiehlt der Ayurveda Gewürze wie Fenchel, Kümmel, Anis und Kardamom aufgrund der wohltuenden ätherischen Öle. Mein Lieblingstipp ist zudem ein Löwenzahnsalat oder auch Löwenzahntee. Löwenzahn unterstützt die Verdauungskraft, wirkt stoffwechselanregend und Ama-reduzierend, also entschlackend.

Sharada Ritu – der Herbst (22.08. bis 21.10.)

Im Herbst wird das Agni wieder stärker. Um das angesammelte Pitta des Sommers auszugleichen, sollten weiterhin erhitzende Lebensmittel gemieden und eine basische Ernährung zugeführt werden. Ghee kann sehr hilfreich sein, um einerseits die Verdauung zu unterstützen und andererseits, um Kühlung zu bewirken. Verzichte nach wie vor lieber auf Tomaten und Paprika, da sie eine scharfe postdigestive Wirkung haben (siehe Seite 106). Ebenso sauer wirkende Lebensmittel wie Fermentiertes, Joghurt und Essig. Wähle pflanzliche Alternativen und kalt gepresste Öle. Rosinen, am besten über Nacht eingeweicht, Trauben, Datteln und Mandeln fördern Sattva und die Lebenskraft Ojas. Auch eine basische Entgiftungskur wirkt hier besonders unterstützend (siehe ab Seite 136).

Hermanta Ritu – der Frühwinter (22.10. bis 21.12.)

Im Frühwinter ist Vata erhöht und das Verdauungsfeuer stark. Jetzt sollten keine Diäten gehalten werden, da sonst Vata weiter ansteigen und der Stoffwechsel stark darunter leiden würde. Der Frühwinter ist also die beste Jahreszeit, um (Weihnachts-)Gebäck zu genießen und sich auch mal das ein oder andere Glas Alkohol zu genehmigen. In dieser Zeit kann auch das Essen von qualitativ hochwertigem, biologisch erzeugtem Fleisch in Betracht gezogen werden, da die Verdauungskraft ausreichend stark ist. Trockene, kühlende und kalte Lebensmittel wie Rohkost, Salat, Melone, Kokosnuss, Eiscreme und Ähnliches sollten aber gemieden werden, da sie Vata erhöhen. Zudem sollte Stress reduziert und eine moderate Bewegung in den Alltag eingebaut werden, jedoch keine Überanstrengung.

Shishima Ritu – der Spätwinter (22.12. bis 21.02.)

Im Spätwinter ist Vata erhöht und Kapha nimmt zu. Das Verdauungsfeuer ist noch stabil, kann jedoch durch Gewürze wie Kurkuma, Zimt, Pfeffer, Kardamom, Muskat, Nelken und Lorbeerblätter weiterhin unterstützt werden. Rohkost sollte möglichst gemieden werden – und wenn, höchstens in der Mittagszeit bis 14 Uhr in kleiner Menge verzehrt werden, da Agni dann gut brennt. Ebenso wird von trockenen Lebensmitteln wie Reiswaffeln, Knäckebrot und Cracker abgeraten, um das erhöhte Vata nicht noch mehr anzuspornen. Viel süß schmeckendes Wurzelgemüse, Kohl, Kartoffeln, Kürbis, Hülsenfrüchte, Nüsse, gekochtes Getreide in Kombination mit süßem Obst wie zum Beispiel Apfelkompott und gute Fette beruhigen das Vata. Weiche Konsistenz wie Porridge, Brei und Suppen schmieren von innen und wirken der Trockenheit, die jetzt besonders vorherrscht, entgegen. Auch ein Glas Rotwein am Abend kann für wohlige Wärme sorgen. Das Trinken von warmem, abgekochtem Wasser unterstützt Agni dabei, weiter zu brennen. Des Weiteren helfen Ölmassagen (ab Seite 62) dabei, Vata auszubalancieren.

ROUTINEN FÜR DEN GEIST

So reinigst du dich mental

Im Ayurveda spielt die Beziehung zwischen Körper (sarira) und Geist (manas) zur Erhaltung der Gesundheit sowie bei der Behandlung von Krankheiten eine grundlegende Rolle. Wie auf Seite 13 bereits beschrieben, ist neben der Verstoffwechselung der Nahrung auch die Verarbeitung unserer täglichen geistig-seelischen Eindrücke von Bedeutung. Folgende Routinen unterstützen dich dabei.

Ayurveda und die vier Lebensziele

Im Ayurveda sowie im Yoga werden vier verschiedene Lebensziele beschrieben: Dharma (persönliche Lebensaufgabe), Artha (materieller Wohlstand), Kama (sinnliche Freude) und Moksha (Erleuchtung). Der Ayurveda betont hier etwas mehr das Ziel, sein eigenes Dharma zu erkennen und zu meistern. Wohingegen in der yogischen Philosophie die Erleuchtung, Moksha, im Vordergrund steht. Moksha ist das endgültige Ziel aller Ziele, denn nach der Erleuchtung kommt nichts Größeres. Wichtig sind jedoch auch materieller Wohlstand, also dass wir selbst gut versorgt sind, und die Freude. Denn ohne Freude ist das Leben farblos und grau.

Mein Tipp

ÜBUNG: MEINE VIER LEBENSZIELE

Nimm dir für diese Übung einige Minuten Zeit, zum Beispiel in den Morgenstunden oder als Teil deiner Abendroutine. Mach es dir gemütlich, vielleicht mit Kerzenschein und einer Tasse Tee. Nimm ein Blatt Papier oder dein Journal zur Hand und schreibe dort die vier Ziele des Lebens auf. Lasse unter jedem Ziel etwas Platz für Stichworte oder Gedanken. Spüre in dich hinein: Wie fühlt es sich in dem jeweiligen Bereich an? Wo fallen dir die Dinge leicht und wo benötigst du noch etwas Zeit oder Unterstützung? Schreibe alles, was dir einfällt, auf und setze dir Ziele oder Handlungsschritte für den ein oder anderen Bereich, in dem du etwas zum Positiven verändern möchtest. Mache dir zum Abschluss gerne auch die wundervollen Dinge bewusst, die du schon erreicht hast. Dinge, die dein Leben reich und bunt machen. Spüre diese Dankbarkeit und gehe mit einem positiven Gefühl aus dieser Übung heraus.

i

JOURNALING – SCHREIB DICH FREI!

Für das Festhalten deiner Gedanken, Gefühle und Entwicklungsprozesse empfehle ich dir, ein Tagebuch zu führen. Mache es dir zur Gewohnheit, Dinge aufzuschreiben. Denn auf diese Weise kannst du deine Fortschritte wunderbar dokumentieren und zusätzlich in den Dialog mit dir selbst treten und dir Dinge wortwörtlich von der Seele schreiben.

Erschaffe dir Dankbarkeitsmomente

Nimm dir morgens oder abends einen Moment Zeit nur für dich. Wofür bist du in diesem Moment dankbar? Durch welche Menschen, Momente, Erfahrungen oder Ereignisse fühlst du dich reich beschenkt? Schreibe mindestens fünf Dinge auf, gerne auch mehr. Mithilfe dieser Übung fokussieren wir uns auf das Positive in unserem Leben. Und das, worauf wir unsere Aufmerksamkeit richten, gewinnt an Energie und Kraft.

Wichtig: Wir sollten traurige Gefühle, Gedanken oder Ähnliches nicht einfach mit Dankbarkeit »wegdrücken« – es ist wichtig, sich alle Gefühle anzuschauen und ihnen Raum zu geben. Dennoch kann diese Übung ein wertvoller Begleiter in krisenhaften Zeiten sein, indem du dir deine Einträge an schlechten Tagen zur Hand nimmst und dadurch den positiven Gedanken in deinem Leben eine größere Gewichtung gibst.

Energieräuber entlarven

Schreibe dir regelmäßig, zum Beispiel einmal in der Woche oder einmal im Monat, auf, welche Faktoren, Menschen, Situationen oder wiederkehrende Ereignisse dich im Alltag übermäßig viel Kraft kosten. Überlege dir, ob und wie du diese Energieräuber eliminieren oder transformieren kannst. Schaue dir an, wie jeweils deine Haltung zu den Energieräubern ist und ob du womöglich selbst durch unnötig aufgebaute innere Widerstände deine Kräfte anzapfst. Erstelle eine Liste von mindestens fünf bis zehn Energieräubern und fünf bis zehn Kraftspendern. Überlege dir, welche Energieräuber du möglicherweise verändern oder ganz loswerden kannst. Schaue dir an, welche Kraftspender dich auf der anderen Seite stärken und nähren. Kannst du mehr davon in deinen Alltag integrieren?

Transformiere Wut oder negative Emotionen

Setze dich aufrecht und bequem hin. Spüre in dich hinein. Wo genau sitzt deine Wut oder die negative Emotion, die dich gerade belastet? Verbindest du diese Emotion mit einem Menschen, einer Situation oder nur mit dir selbst? Führe sie dir bewusst genau vor Augen. Visualisiere die negative Emotion als dunklen Energieball, den du zwischen deinen Händen hältst. Mache dir nun bewusst, dass dir diese Energie nicht guttut. Fühle ihre Belastung, ihre ganze Negativität in deinen Händen. Beginne ausatmend, die dunkle Kugel mit lichtvollen Strahlen zu füllen. Mit jedem Atemzug visualisierst du Lichtstrahlen, die auf die dunkle Energiekugel treffen und sie mehr und mehr zum Leuchten bringen, sodass die dunkle Negativität immer weniger wird, bis du am Ende nur noch eine kraftvoll leuchtende Kugel in den Händen hältst, die ganz und gar von deinem Licht durchdrungen ist. Schicke diese Lichtkugel nun dorthin, wo du dir besonders viel Heilung wünschst. Sei es in deinem Innern oder zu dem Menschen, auf den du anfangs noch wütend warst. Spüre der Energie nach und komme dann langsam zurück ins Hier und Jetzt.

Schenk dir Pausen

Wichtig neben all dem Handeln und Umsetzen ist auch die Zeit der Stille und des Rückzugs. Wir können unserem Körper, Geist und unserer Seele stets wertvolle Impulse schenken und eine Fülle gesunder Routinen im Alltag integrieren, was wir dabei jedoch niemals vergessen sollten, sind die stillen Ruhepausen. Die Zeit »dazwischen«. Denn wie eine Waschmaschine nicht bis zum oberen Rand gefüllt ordentlich waschen kann, so können wir uns nicht vollkommen regenerieren, wenn jede Sekunde oder Minute mit etwas gefüllt wird. Du kannst dir zum Beispiel regelmäßig kleine Pausen in deinen Kalender eintragen. Pausen zum Seele-baumeln-Lassen für die Beobachtung der Natur, zum Nachdenken, zum Atmen, zum Ausstrecken und Dehnen, zum Aufschreiben von dem, was dich beschäftigt … Pausen für alles, was sonst zu kurz kommt, oder einfach Pausen zum »Dasein«.

Mein Tipp

DIGITAL DETOX

Nimm dir einen Tag vor, an dem du dein Smartphone ausschaltest oder ganz bewusst versuchst, nicht darauf zu schauen. Verbringe den Tag zum Beispiel in der Natur, in der Sauna, mit einem guten Buch oder lieben Menschen und bleibe ganz im gegenwärtigen Moment. Kurzum: Tue, was dich erfüllt und dir guttut, damit deine Batterien aufladen. Beobachte einmal, wie es sich anfühlt: Fühlst du dich am Abend erfrischter oder auf angenehme Weise müde? Halte deine Erfahrungen in deinem Journal fest und schaue, was sich von Mal zu Mal verändert. Fällt es dir mit der Zeit immer leichter, ohne Bildschirm auszukommen? Fühlst du dich gesünder, glücklicher, klarer?

NADI SHODHANA – DIE WECHSELATMUNG

»Nadis« sind Energiebahnen, »Shodhana« bedeutet Reinigung. Mit Nadi Shodhana gleichen wir die aktive männliche Energie (pingala) und die passive weibliche Energie (ida) in uns aus. Die Wechselatmung fördert die Konzentrationsfähigkeit, verhilft zu emotionaler Ausgeglichenheit und reinigt die Atemwege.

So geht's

1.

Aufrecht und bequem sitzend bringe deine rechte Hand vor dein Gesicht. Lege Zeige- und Mittelfinger auf den Punkt zwischen deinen Augenbrauen (bhrumadhya), den Ringfinger sanft an dein linkes Nasenloch und den Daumen an dein rechtes.

2.

Atme tief über beide Nasenlöcher ein, verschließe dann das rechte Nasenloch und atme über das linke aus. Atme über das linke Nasenloch wieder ein, verschließe dann links, öffne rechts und atme über das rechte Nasenloch aus.

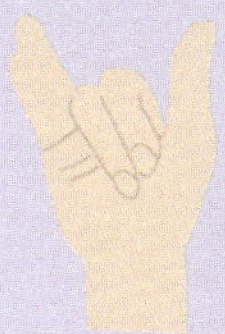

3.

Atme rechts wieder ein, verschließe rechts, öffne links und atme links aus. Atme so einige Runden ganz gleichmäßig und entspannt, senke dann die Hand und spüre nach.

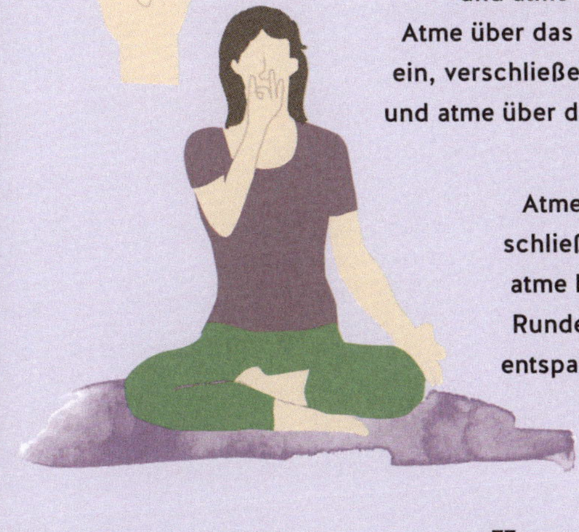

SO HUM – ANTI-STRESS-TECHNIK

»So Hum« ist sowohl eine Atem- als auch eine Meditationstechnik. Im Grunde kannst du sie jederzeit und überall ausüben: Du kannst diese Übung im Gehen, Stehen, in der Bahn oder anderswo im Alltag, mit offenen oder geschlossenen Augen ausführen. »So« bedeutet »ich« und »Hum« bedeutet »bin«. »So Hum« – »Ich bin«.

So geht's

Setze dich aufrecht und bequem hin und schließe dabei, wenn du magst, deine Augen. Atme tief über die Nase ein und sage dir innerlich »So«. Atme aus und sage dir innerlich »Hum«. Wiederhole so oft du magst oder bis sich ein Gefühl der Ruhe und Entspannung einstellt.

Übrigens: Das Zusammentreffen von Aufmerksamkeit, Atem und (innerem) Klang bewirkt die Ausbreitung einer tiefen Ruhe und Verbundenheit in dir. Beobachte, wie du dich nach der So-Hum-Technik fühlst.

SHITALI – DER KÜHLENDE ATEM

»Shitali« ist eine wunderbare Methode, mit der wir uns innerhalb von Sekunden Abkühlung und neue Frische verschaffen können, und gleicht somit das hitzige Pitta-Dosha aus. Zusätzlich wird diesem »Pranayama« eine reinigende und harmonisierende Wirkung zugeschrieben. Die Atemtechnik hilft bei Fieber, Verdauungsbeschwerden und Entzündungen.

So geht's

Setze dich aufrecht und bequem hin. Strecke deine Zunge weit heraus und forme sie zu einem Röhrchen. Atme langsam und bewusst durch den Mund ein, indem du die Luft durch das »Zungenröhrchen« einziehst, schließe dann den Mund und atme durch die Nase wieder aus. Stell dir vor, wie du mit jeder Einatmung Kühle aufnimmst und mit jeder Ausatmung Wärme ausleitest. Mache diese Übung 1–2 Minuten lang und spüre, wie dich die Kühlung von innen erfüllt.

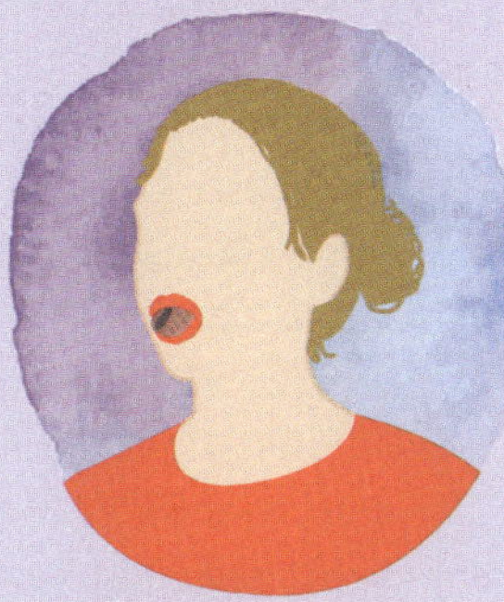

TIPP: Wenn dir die Zungenakrobatik nicht gelingt

Du kannst mit deiner Zunge kein Röhrchen formen? Dann presse die Zunge an den oberen Gaumen hinter die Schneidezähne und atme wie oben beschrieben durch den Mund ein und durch die Nase aus.

Nutze die Kraft der Klänge und Mantren

»Nada Brahma – die Welt ist Klang« lautet ein Buchtitel des deutschen Musikjournalisten Joachim-Ernst Berendt. Der Titel greift die vedische Erkenntnis auf, dass alles auf Klang zurückzuführen ist. Klang besitzt die Kraft, unser Inneres zu bewegen, unseren Geist und unseren Körper zu beeinflussen. »Mantras sind Asanas für den Geist«, so schreibt Dr. David Frawley in seinem Buch mit dem Titel »Vom Geist des Ayurveda«.

Ein Mantra kann mit Gebet, Hymne, Spruch oder magische Formel übersetzt werden. Doch nicht nur auf den Klang kommt es an, auch die Tonlage, die Intention und die Anzahl an Wiederholungen, mit der wir ein Mantra tönen oder singen, ist von Bedeutung. Mantren müssen jedoch nicht zwangsläufig laut ausgesprochen werden. Sie wirken auch, wenn sie gehört oder in Gedanken gesungen werden. Spannend ist an dieser Stelle, dass es auch eine wissenschaftliche Erklärung gibt: Zellbiologen konnten bereits unterschiedliche Eigenklänge und damit Frequenzen von verschiedenen Zellen entschlüsseln. Sie fanden heraus, dass Form und Spannungszustand einer Zelle in engem Zusammenhang mit ihrem Klang stehen. Und dass sich dieser je nach Zustand der Zelle – gleich wie bei einem Musikinstrument – unterschiedlich anhört.

Wenn du dich ein wenig mit Frequenzen beschäftigst, kennst du vielleicht die sogenannten »Solfeggio-Frequenzen«, wie beispielsweise die 582-Hz-Frequenz eine ist. Diese soll sich positiv auf die Körperzellen und die Energiezentren (Chakren) auswirken. Es gibt inzwischen sogar Instrumente, die extra diese Frequenz besitzen.

Auch im Ayurveda gibt es die sogenannte »Gandharva Veda«-Musik, die Kompositionen und Ragas – eine Grundstruktur der klassischen indischen Musik – für bestimmte Uhrzeiten, Lebensumstände und vieles mehr bereithält. Das bloße Zuhören unterstützt auf dem Weg zu mehr Gleichgewicht. Wer weiß – vielleicht können wir Krankheiten eines Tages sogar hören?

BIJA-MANTREN

Es gibt verschiedene Arten von Mantren, besonders einfach für den täglichen Gebrauch sind aber die sogenannten »Keimsilben-Mantren«, auch »Bija-Mantren« genannt. Sie werden häufig im Zusammenhang mit der Chakrenlehre (Energiearbeit) angewandt. Ich möchte dir hier ein paar wirkungsvolle Mantren vorstellen, die du jederzeit für dich wiederholen kannst.

- OM oder auch AUM steht für das Göttliche und ist DAS Mantra aller Mantren. Es soll Ojas stärken, die Lebensenergie, Prana, fördern und unser Inneres zum Leuchten bringen.

- RAM verleiht Schutz, reduziert Vata, indem es inneren Frieden und Ruhe vermittelt bei nervöser Unruhe und Ängsten.

- HUM regt sowohl das geistige als auch das körperliche Agni an. Dadurch hat es auf allen Ebenen eine entgiftende Wirkung.

- AIM stärkt die innere Zentrierung und fördert den Verstand sowie eine aufrichtige Sprache und Kommunikation.

- SHRIM stärkt Gesundheit, Kreativität und Schönheit. Es wirkt allgemein nährend und harmoniesteigernd.

- SHAM gilt als Mantra des Friedens. Es gleicht rajasige Zustände aus und ist hilfreich bei Ängsten und Stress.

TIPP: Auf die Geschwindigkeit kommt's an!
Um Vata auszugleichen, empfiehlt sich das langsame Wiederholen oder innerliche ruhige Denken. Kapha-Typen hingegen sollten das Mantra laut und zügig bis schnell aussprechen.

Mudras – Nutze die Kräfte deiner Hände

Das Wort »Mudra« bedeutet übersetzt aus dem Sanskrit »Siegel«. Bei buddhistischen oder hinduistischen traditionellen Tänzen spielen die Hand- und Fingerhaltungen häufig eine wichtige Rolle.

Aus ayurvedischer Sicht kommen hier mehrere Dinge zusammen, die die Arbeit mit Mudras so kraft- und wirkungsvoll machen. Einerseits der Aspekt der Konzentration und Kontemplation, denn beim bewussten Halten eines Mudras lenken wir unseren Fokus auf unsere Handhaltung. So ziehen Körper, Geist und Seele an einem Strang. Zusätzlich werden durch die Handhaltungen Marmapunkte, also Energieknotenpunkte, aktiviert, die so ihre Wirkung entfalten. Durch die Mudras werden die Selbstheilungskräfte des Körpers gestärkt und die möglicherweise gestaute Energie kommt wieder in den Fluss. Der Ayurveda ordnet dabei jedem Finger ein Element sowie ein Organ beziehungsweise eine Körperregion zu:

- Daumen: Äther (akasha) und Gehirn
- Zeigefinger: Luft (vayu) und Lungen
- Mittelfinger: Feuer (agni) und Därme
- Ringfinger: Wasser (jala) und Nieren
- Kleiner Finger: Erde (prithvi) und Herz

Durch Mudra-Haltungen sollen fehlende Elemente gestärkt oder ein Zuviel eines Elements ausgeglichen werden.

Du kannst dir je nach Bedarf und Situation ein Mudra (siehe ab Seite 83) aussuchen und dieses dann einige Zeit nutzen oder aber du suchst dir ein Mudra aus, das du in deine tägliche Morgen- oder Abendroutine einbaust. Du kannst dir auch eine Mudra-Abfolge überlegen und mehrere Mudras hintereinander üben. Halte das Mudra zunächst am besten für 2 Minuten und steigere dich dann auf 5, 10 oder 15 Minuten. Schließe dabei gerne die Augen und spüre achtsam in das Mudra hinein. Übe dabei mit nur leichem Druck, sodass die Finger locker bleiben und nicht verkrampfen.

MIT MUDRAS ARBEITEN

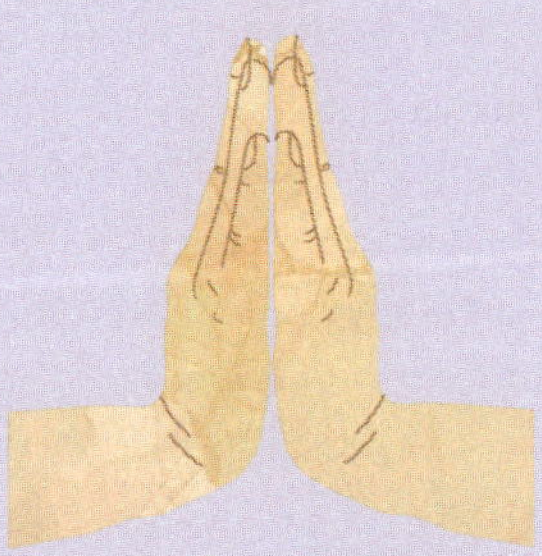

Namasté-Mudra – Fühle Dankbarkeit!

Lege beide Hände mit den Handinnenflächen aneinander wie in der Gebetshaltung, achte darauf, dass die Finger dabei nach oben zeigen. Bringe dann die Daumen an dein Brustbein und neige deinen Kopf leicht nach vorne in Richtung Herz. Atme bewusst tief durch die Nase ein und aus. Das Mudra bringt dich in die Dankbarkeit. Richte deine Gedanken auf etwas, für das du dankbar bist in deinem Leben, und verbinde dich ganz bewusst mit deiner Herzensenergie.

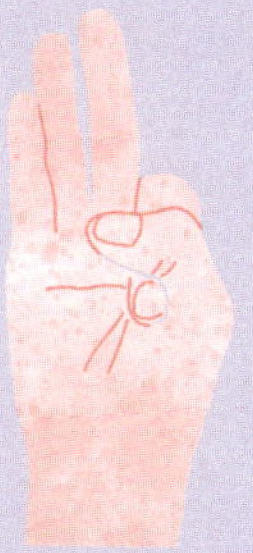

Vayu-Mudra – Stärke Agni!

Beuge deinen Zeigefinger in Richtung Daumenballen und lege den Daumen dann über den Zeigefinger. Strecke die restlichen drei Finger aus und verbinde dich mit deiner Atmung. Das Vayu-Mudra stärkt deine Verdauungskraft.

MEIN TIPP: Führe diese Haltung nach dem Essen im Fersensitz sitzend aus. Dadurch stärkst du auf doppelte Weise deine Verdauung.

Prana-Mudra – Komm in deine Kraft!

Du kannst das Mudra im Sitzen, Stehen oder Liegen einnehmen. Erfahrungsgemäß ist eine aufrechte Sitzposition am besten. Beuge deinen kleinen Finger und den Ringfinger hin zur Daumenspitze, bis sich alle drei Fingerkuppen berühren. Strecke die anderen beiden Finger, ohne dich dabei zu sehr anzustrengen. Halte die Position einige Minuten oder bis zu 15 Minuten und versuche, dich währenddessen auf eine ruhige und kraftvolle Atmung zu konzentrieren.

Das Prana-Mudra fördert den Energiefluss, aktiviert deine Selbstheilungskräfte und stärkt dein Selbstbewusstsein.

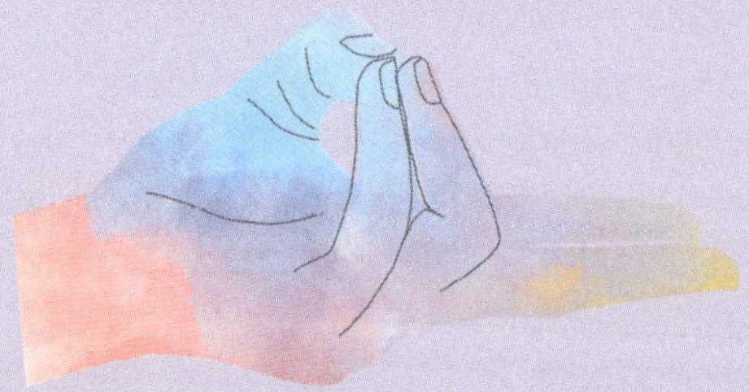

Vajrapradana-Mudra – Hallo, Lebensfreude!

Verschränke deine ausgestreckten Finger ineinander. Lege die verwobenen Finger anschließend auf deine Brust und strecke die beiden Daumen nach oben. Versuche eine aufrechte Haltung einzunehmen und die Schultern dabei nicht nach oben zu ziehen. Halte die Position einige Minuten und konzentriere dich entweder auf deinen Atem oder sprich unterstützend dein Sankalpa (siehe Seite 129).

Das Vajrapradana-Mudra fördert Lebensfreude und Optimismus, stärkt das Urvertrauen und harmonisiert das Nervensystem.

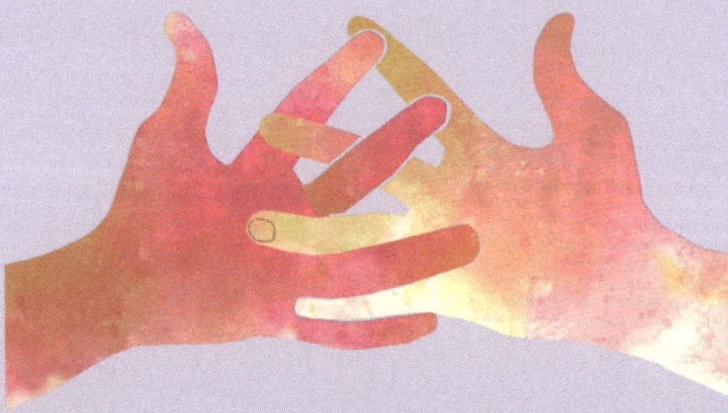

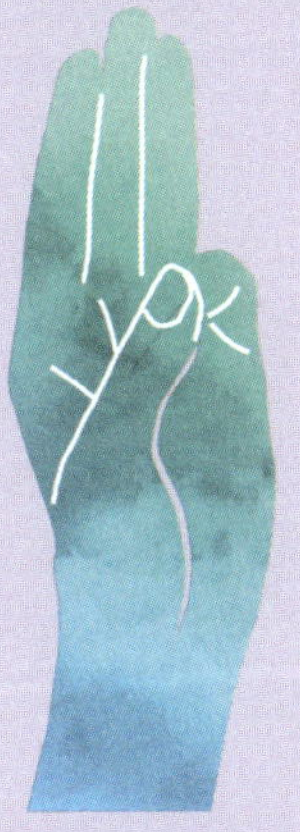

Varuna-Mudra – Tanke neue Energie!

Bringe den kleinen Finger mit dem Daumen zusammen und lasse die anderen drei Finger in der Streckung. Das Varuna-Mudra wirkt erfrischend bei Müdigkeit, fördert die Regeneration bei Erschöpfung und kann Gelenk- sowie Rückenschmerzen lindern. Es wird dem Nierenmeridian zugeordnet und wirkt regulierend auf den Flüssigkeitshaushalt im Körper.

Sampurna-Mudra – Löse Blockaden!

Verschränke deine Finger bis auf die beiden Zeigefinger und bringe sie vor deine Brust. Die Zeigefinger zeigen nach oben in die Luft. Rolle die Schultern nach hinten unten und bleibe aufrecht im Oberkörper. Das Sampurna-Mudra sorgt für Energie- und Lymphfluss und löst Blockaden.

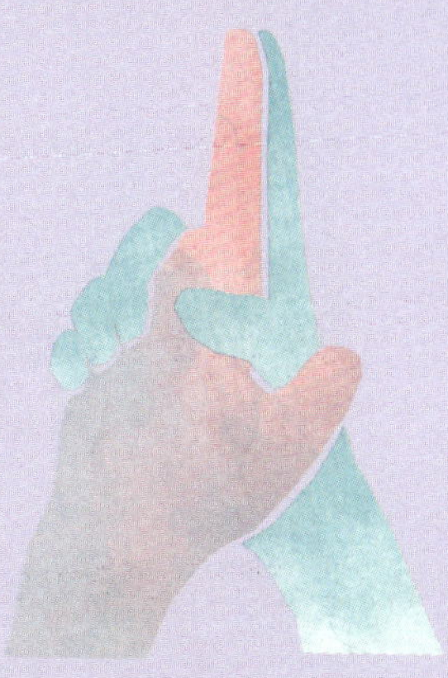

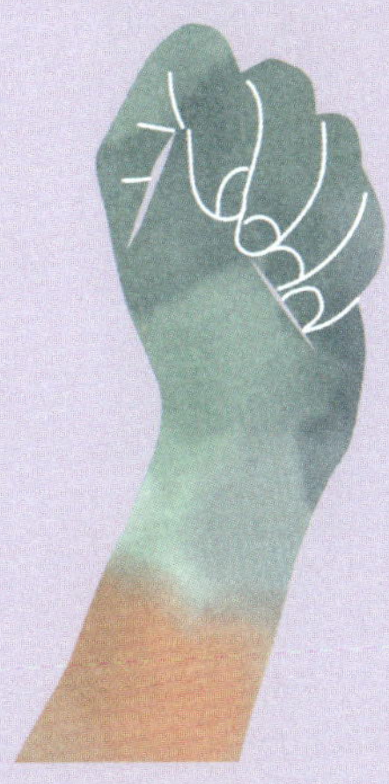

Tse-Mudra – Tschüss, Negativität!

Nutze das Tse-Mudra, wenn negative Emotionen wie Wut in dir aufkommen. Bevor du deine Wut an einer anderen Person auslässt und diese durch deine Worte vielleicht verletzt, halte einige Minuten inne. Lege deinen Daumen in die Handmitte und umschließe ihn mit den restlichen Fingern. Wenn du so richtig wütend bist, drücke beide Fäuste mehrfach fest zusammen und lasse wieder locker. Wiederhole dies einige Male. Beobachte, wie sich deine Wut dabei verändert.

Die ayurvedische Ernährung

Die Ernährung stellt im Ayurveda eine wichtige Säule der Gesundheit dar. So heißt es in der »Charaka Samhita«: »Wo die Ernährung falsch ist, nutzt die Medizin nichts. Und wo die Ernährung richtig ist, ist Medizin nicht nötig.«

DIE 8 FAKTOREN DER NAHRUNG

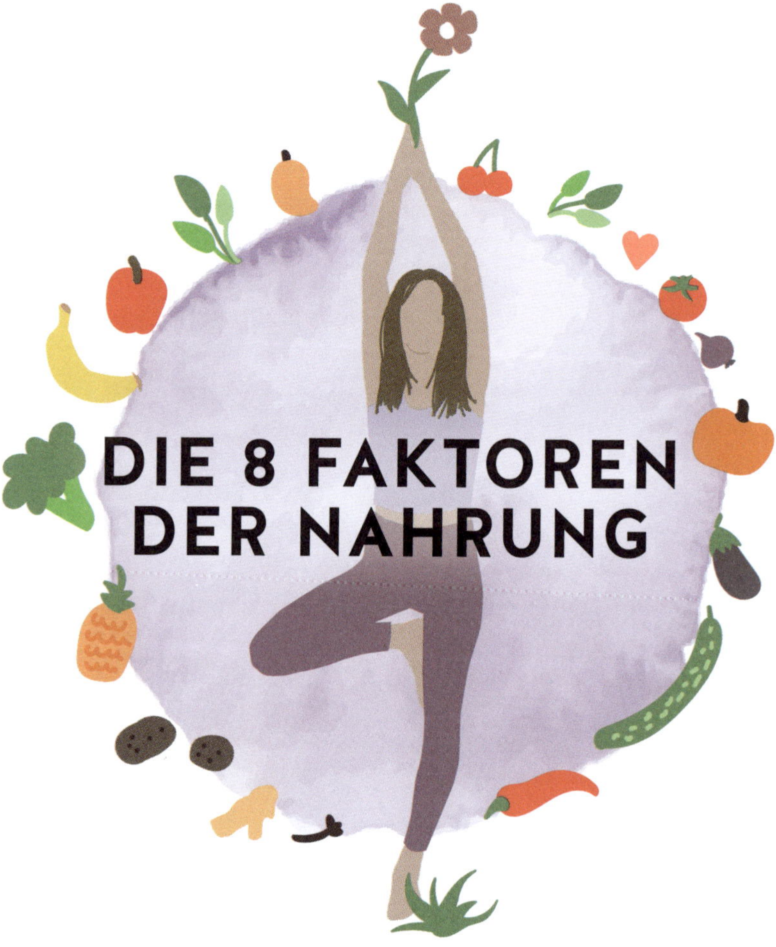

So kannst du dich über deine Ernährung ausbalancieren

Im Ayurveda gibt es die sogenannten acht Faktoren der Nahrung. Sie spielen allesamt eine wichtige Rolle, wenn es darum geht, ob die Nahrung gut verstoffwechselt werden kann oder nicht. Beziehungsweise inwieweit sie uns eher nährt oder belastet. Da sich in und um uns herum ständig alles verändert, sind auch die acht Faktoren immer im Wandel.

1. Prakriti

Prakriti bezeichnet die Eigenschaft oder die Natur eines Lebensmittels. Zu den Eigenschaften zählen beispielsweise kalt, warm, trocken, feucht, scharf, sauer, süß … Nicht jedes Lebensmittel ist aufgrund seiner Eigenschaften für jeden Menschen und Dosha-Typ geeignet. Zum Beispiel sollte ein Vata-Typ, der schnell friert, nicht Eiscreme im Winter essen. Hier gilt wieder das Prinzip: »Gleiches vermehrt Gleiches. Gegenteiliges gleicht sich aus.«

2. Karana

Karana beschreibt die Zubereitung eines Lebensmittels: Ob Fertignahrung, aufgewärmte, frisch gekochte, frittierte, gedünstete oder pürierte Speisen – alles spielt eine Rolle in seiner Wirkung auf unsere Verdauung und unsere Dosha-Balance. Ebenso natürlich unsere Energie, die beim Kochen in unsere Speisen übergeht. Darüber hinaus verändern wir durch die Zubereitung auch die Qualitäten der Nahrungsmittel. Durch Einweichen werden Nüsse und Trockenfrüchte beispielsweise bekömmlicher, da sie ihre trockene Eigenschaft verlieren.

3. Samyoga

Samyoga bezieht sich auf die Lebensmittelkombination, denn nicht alle Lebensmittel sollten miteinander kombiniert werden, da sie Verdauungsbeschwerden hervorrufen oder zu Ablagerungen, »Ama«, führen können. So wird davon abgeraten, verschiedene tierische Eiweiße wie Fleisch, Fisch und Milchprodukte untereinander zu kombinieren. Weitere Beispiele dazu zeige ich dir auf Seite 91.

4. Kala

Kala beschreibt die Zeit, zu der wir unsere Nahrung aufnehmen. Wann wir etwas essen, spielt für unsere Verdauung eine große Rolle: Mittags ist unsere Verdauung am stärksten, während wir morgens und abends lieber leichter essen sollten. Obst vertragen wir am besten vor 16 Uhr und besser nicht mit Mahlzeiten kombiniert.

5. Desha

Desha bezieht sich auf die Herkunft der Nahrung: Wo kommt unser Essen her? Verwenden wir zum Kochen regionale und saisonale Lebensmittel oder hat unsere Nahrung bereits einen weiten Transport hinter sich? Die Empfehlung ist, hier möglichst auf heimische und saisonale Lebensmittel zu setzen, da diese in der Regel die besten Inhaltsstoffe für uns enthalten.

6. Rashi

Rashi ist die empfohlene Menge der Nahrung: Die Mahlzeit sollte in zwei große Handflächen passen. Ein Drittel des Magens bleibt ungefüllt, damit sich der Nahrungsbrei gut durchmischen kann – ähnlich einer Waschmaschine, die wir auch nicht überladen sollten.

7. Upeyoga Sanstha

Upeyoga Sanstha meint die Atmosphäre und die Umstände beim Essen: Nimmst du dir Ruhe und Zeit zum Essen? Kannst du deine Nahrung wertschätzen? Isst du achtsam und bewusst oder nebenher beim Laufen, am Computer oder beim Fernsehen?

8. Upyokta

Upyokta beschreibt zu guter Letzt die innere Einstellung zu dem, was du isst: voller Freude oder mit Widerwillen? Auch deine Gefühlslage hat Einfluss auf deine Verdauung! Wir sollten stets mit Freude und in einer positiven Stimmung essen.

UNGÜNSTIGE LEBENSMITTELKOMBINATIONEN

Im Ayurveda werden folgende Lebensmittelkombinationen nicht empfohlen, da sie die Verdauung belasten:

1.
Melone nicht in Kombination mit anderen Lebensmitteln.

2.
Rohe Früchte nicht als Dessert.

3.
Eier nicht mit tierischen Produkten, Früchten oder Bohnen sowie Stärke oder stärkehaltigen Gemüsen wie Kartoffeln kombinieren.

4.
Milch und Milchprodukte nicht mit rohem und saurem Obst, heißen Getränken, Fisch, Fleisch, Hefebrot, Stärke und Käse.

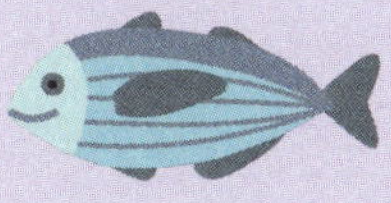

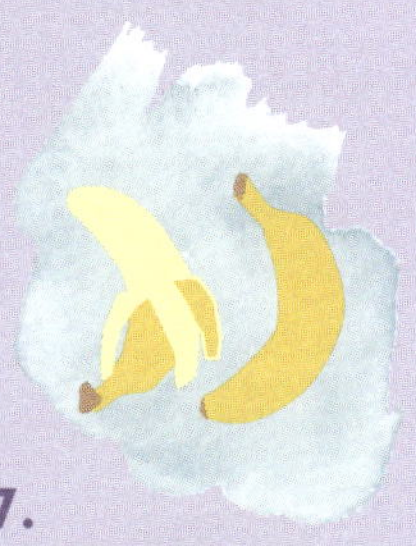

5.
Honig nicht mit Ghee in gleicher Menge und niemals über 40 °C erhitzt.

6.
Mais nicht mit Bananen, Datteln oder Rosinen

7.
Zitronen nicht mit Joghurt, Milch und Milchprodukten, Gurke oder Tomate.

8.
Nachtschattengewächse nicht mit Joghurt, Milch oder Gurke.

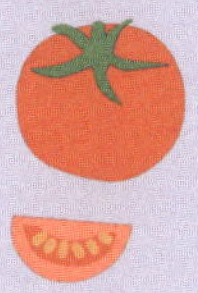

APFEL-HAFER-PORRIDGE

FÜR 1 PORTION

ZUTATEN

- ½ Apfel (alternativ anderes saisonales Obst)
- ½ EL Ghee (alternativ Kokosöl)
- je 1 Prise Kardamom, Kurkuma, Pfeffer und Zimt
- 200 ml Pflanzendrink (alternativ Wasser)
- 5 gehäufte EL zarte Haferflocken
- 2 getrocknete Datteln (nach Belieben, entkernt)

1.

Den Apfel schälen und in kleine Stücke schneiden. Das Fett in einem kleinen Topf erhitzen, die Gewürze zugeben und kurz darin anrösten. Dann die Apfelstücke hinzufügen und unter Rühren für 2–3 Minuten andünsten. Anschließend mit Pflanzendrink oder Wasser ablöschen und die Haferflocken unterrühren. Optional: Die Datteln in Stücke schneiden und mit in das Porridge rühren.

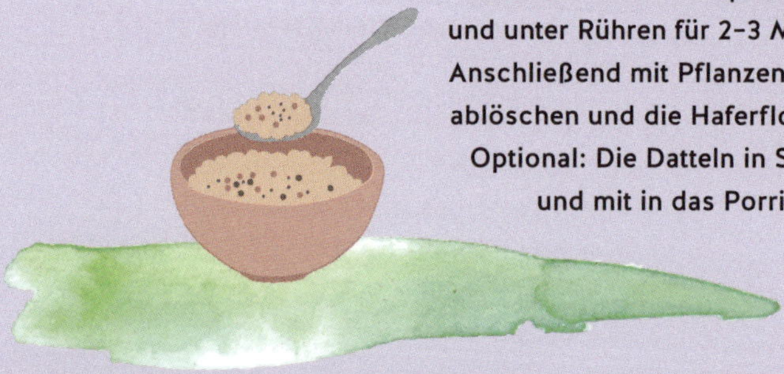

2.

Alles für 2–3 Minuten sanft köcheln lassen. Je nach Konsistenz noch etwas Wasser zugeben. Das fertige Porridge in eine Schale umfüllen und genießen.

TIPP: Statt Haferflocken kannst du auch Hirse-, Dinkel- oder Buchweizenflocken nehmen.

KÜRBISPORRIDGE

Dieses Porridge ist perfekt für die kältere Herbst- und Winterzeit. Denn es wärmt von innen, dank Ingwer, Pfeffer und Zimt. Außerdem ist es leicht herzhaft und hält lange satt.

FÜR 1 PORTION

ZUTATEN

- 1 TL Ghee (alternativ Kokosöl)
- ½ TL gemahlene Kurkuma
- 1 Prise Pfeffer
- ½ TL gemahlener Zimt
- ¼ TL gemahlener Ingwer
- 4 EL Erdmandelmehl (15 g)
- 75 ml Haferdrink
- 3 EL Kürbismus (selbst gemacht, siehe Pfeil)
- 5 Mandeln
- frisch gepresster Orangensaft (nach Belieben)

1.

Das Ghee in einem Topf erwärmen. Kurkuma, Pfeffer, Zimt und Ingwerpulver hinzufügen und kurz anrösten, Erdmandelmehl zugeben und ebenfalls rösten. Dann den Topf vom Herd nehmen und unter Rühren den Haferdrink hinzugeben, bis eine glatte Masse entsteht.

2.

Das Kürbismus unterrühren und das Porridge nochmals kurz auf dem Herd erwärmen. Derweil die Mandeln hacken. Das Porridge auf zwei Schalen verteilen und mit Mandeln garnieren. Mit einem Spritzer frisch gepresstem Orangensaft nach Belieben verfeinern.

KÜRBISMUS: Für das Mus 1 kleinen Hokkaidokürbis waschen, halbieren, entkernen und in Stücke schneiden. Die Stücke in einen Topf mit ausreichend Wasser geben und ca. 25 Minuten weich kochen. Das Wasser abgießen und den Kürbis zu Mus pürieren. In ein steriles Glas abfüllen und im Kühlschrank lagern. Das Mus ist die perfekte Basis für Suppen, Aufstriche oder als Beilage.

DIE GESCHMACKSRICHTUNGEN IM AYURVEDA

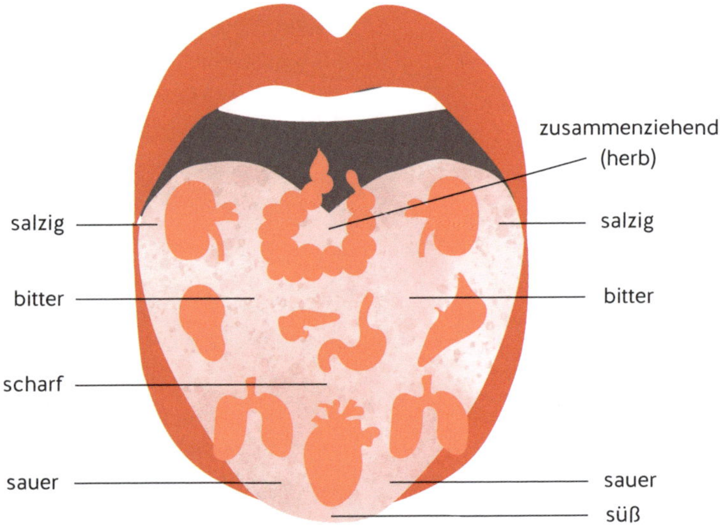

Rasa und seine Wirkweisen

Im Ayurveda wird eine ausgewogene Verteilung der Geschmacksrichtungen empfohlen: süß, sauer, salzig, bitter, scharf und zusammenziehend (herb) sollten Bestandteil einer ausgewogenen Mahlzeit sein und regelmäßig, am besten täglich, gegessen werden.

1. Süß (madhura)

Wird den Elementen Erde und Wasser zugeordnet. Der süße Geschmack fördert das Gewebewachstum, weshalb ihn Kinder auch bevorzugen, und ebenso die feine Lebensessenz (Ojas). Damit trägt er in Maßen zu einem langen und gesunden Leben bei. Süß beruhigt alle Sinnesorgane und wirkt sich nährend auf Körper und Geist aus. Darüber hinaus reduziert der süße Geschmack das Vata- und das Pitta-Dosha, erhöht jedoch Kapha. Auch viele sattvische Lebensmittel (siehe Seite 43) schmecken süß und fördern innere Klarheit und Stärke.

Beispiele für süße Lebensmittel und Kräuter:

- Datteln
- Kürbis
- Mandeln
- Pastinake
- Reis
- Rote Bete
- Süßholz
- Süßkartoffel

2. Sauer (amla)

Wird den Elementen Feuer und Erde zugeordnet. Der saure Geschmack macht Nahrung insgesamt schmackhafter, wirkt belebend, appetitanregend (Speichelfluss) und besitzt die Eigenschaften feucht, leicht, heiß. Er stärkt den Kreislauf, kann im Übermaß jedoch zu empfindlichen Zähnen führen und außerdem das Pitta-Dosha aus der Balance bringen, indem er entzündliche Prozesse fördert sowie das Aufblühen entzündlicher Stellen oder Wunden im Körper und Brennen im Hals.

Beispiele für saure Lebensmittel:

- Beeren
- Essig
- Joghurt
- Zitrone

3. Salzig (lavana)

Wird den Elementen Wasser und Feuer zugeordnet. Der salzige Geschmack wirkt verdauungsstärkend und ist in seinen Eigenschaften erhitzend und ölig. Er balanciert insbesondere das Vata-Dosha aus, da er eine erdende und beruhigende Wirkung besitzt. In Kräutern finden wir diesen Geschmack nicht, da dieser keinen pflanzlichen, sondern einen mineralischen Ursprung besitzt.

Beispiele für salzige Lebensmittel:

- Seetang (Algen)
- Sojasauce
- Steinsalz

4. Zusammenziehend bzw. herb (kashaya)

Wird den Elementen Erde und Luft zugeordnet. Der zusammenziehende beziehungsweise herbe Geschmack wirkt blutstillend, entzündungshemmend und wundheilend. Er kann Durchfall sowie Schwitzen stoppen und balanciert das Pitta- und Kapha-Dosha aus. In größeren Mengen wirkt der herbe Geschmack Vata-erhöhend.

Beispiele für zusammenziehende Lebensmittel und Kräuter:

- Granatapfel
- grünes Blattgemüse
- Hülsenfrüchte
- Kohl
- Kurkuma
- Löwenzahn

5. Scharf (katu)

Wird den Elementen Luft und Feuer zugeordnet. Die scharfe Geschmacksrichtung hat eine stimulierende Wirkung auf den Geist, die innere Klarheit und das Verdauungsfeuer. Scharfe Kräuter sollen laut Ayurveda die Denkfähigkeit fördern und die Intelligenz erhöhen und bei Depressionen, Trägheit und Verstopfung ausgleichend wirken. Der scharfe Geschmack erhöht das Pitta- und Vata-Dosha und sollte insbesondere bei Aggressivität, Zorn, Hyperaktivität und Schlaflosigkeit vermieden oder nur in geringen Dosen verwendet werden. Auf Kapha wirkt der scharfe Geschmack hingegen ausgleichend.

Beispiele für scharfe Lebensmittel und Kräuter:

- Chili
- Ingwer
- Kampfer
- Knoblauch
- Nelke
- Pfeffer
- Rettich
- Senfsamen

6. Bitter (tikta)

Wird den Elementen Luft und Äther zugeordnet. Bitterstoffe wurden leider im Laufe der Zeit aus unseren natürlichen Nahrungsmitteln herausgezüchtet. Wir sind daher immer weniger den bitteren Geschmack gewöhnt. Doch schaut man sich die vielfältigen Wirkungsweisen des bitteren Geschmackes an, so wird schnell klar, dass wir unbedingt mehr Bitterstoffe essen sollten.

So wirkt der bittere Geschmack vor allem auf das Pitta- und Kapha-Dosha ausgleichend. Er wirkt entgiftend, antibakteriell und hilft dabei, Toxine aus den Geweben zu entfernen. Zudem stärkt er das Verdauungsfeuer und ist in seiner Qualität leicht, kalt und trocken. Zu viele Bitterstoffe erhöhen daher das Vata-Dosha und können zu Trockenheit, reduzierter Kraft, Schwindel und generellen Vata-Störungen führen.

Beispiele für bittere Lebensmittel:

- Aloe vera (Saft)
- Artischocke
- Aubergine
- Bockshornkleesamen
- Chicorée
- Endivie
- Kurkuma
- Löwenzahn
- Radicchio
- Salbei
- Schafgarbe
- Spinat

LINSENAUFSTRICH

AUF VORRAT

ZUTATEN

- 200 g rote Linsen (am besten über Nacht eingeweicht)
- 1 Zwiebel
- 2 EL Ghee (alternativ Olivenöl)
- 1 Prise Asafoetida (alternativ Knoblauchpulver)
- je ½ TL gemahlener Kreuzkümmel, gemahlener Koriander und gemahlene Kurkuma
- 1 Prise Zucker
- 400 ml Gemüsebrühe
- 1 Bund frische Kräuter (nach Belieben)
- 2 EL Limetten- oder Zitronensaft
- 1 Prise Steinsalz
- Pfeffer

1.

Die Linsen gründlich in einem Sieb spülen und gut abtropfen lassen. Die Zwiebel schälen und klein würfeln.

2.

Ghee in einer Pfanne erhitzen. Asafoetida, Kreuzkümmel, Koriander, Kurkuma und Zucker darin anrösten. Die Zwiebelwürfel hinzugeben und glasig dünsten. Dann die Linsen dazugeben und bei niedriger Hitze kurz anrösten, mit Gemüsebrühe ablöschen und alles etwa 20 Minuten köcheln lassen.

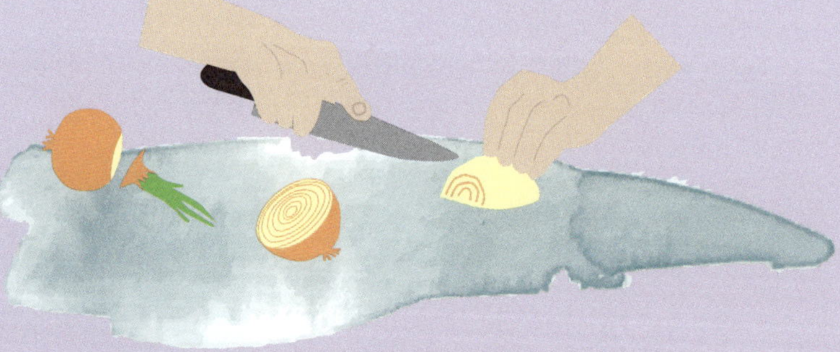

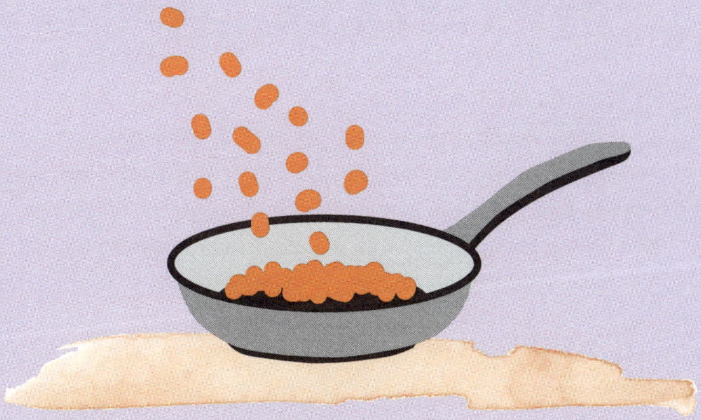

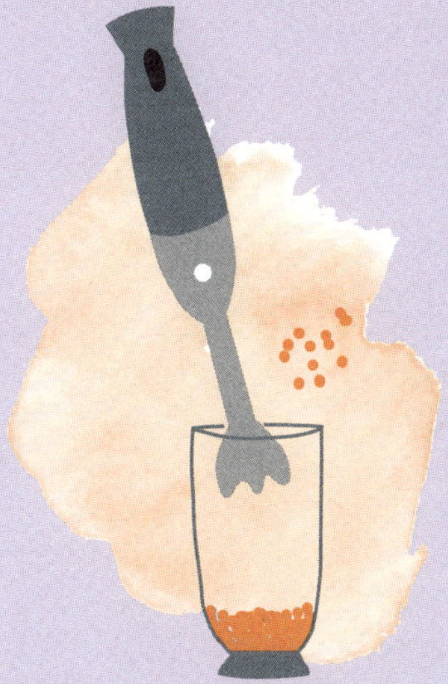

3.

Die Kräuter in der Zwischenzeit waschen, trocken schütteln und fein hacken.

4.

Die gegarten Linsen mit einem Stabmixer fein pürieren und mit Zitronen- oder Limettensaft sowie Salz und Pfeffer abschmecken. Zum Schluss die frischen Kräuter unterheben.

TIPP: Der Dip hält sich etwa 5 Tage im Kühlschrank und schmeckt perfekt zu frischem oder getoastetem Brot sowie Reis- oder Linsenwaffeln.

HERZHAFTES FRÜHSTÜCK

Wer es morgens gerne herzhaft mag, dem empfehle ich »Upma« – ein traditionelles Frühstück aus Südindien. Am besten kann man Upma als pikanten Grießbrei beschreiben. Die Gemüsesorten kannst du je nach Saison, Geschmack und vorherrschendem Dosha variieren.

FÜR 1 PORTION

ZUTATEN

- 1 EL Ghee (alternativ Kokosöl)
- 8 Mandeln
- 150 g Gemüse nach Belieben
- ½ TL Senfkörner
- ½ TL gemahlene Kurkuma
- 1 Prise gemahlener Kreuzkümmel
- 100 g Grieß (alternativ Hirse)
- 1 Handvoll frische Kräuter (nach Belieben)
- Steinsalz

1. Ghee in einem Topf erwärmen. Die Mandeln hacken, das Gemüse putzen, schälen oder waschen und klein schneiden.

2. Die Senfkörner im heißen Ghee anrösten, bis sie zu springen beginnen. Die gehackten Mandeln dazugeben und mitrösten. Anschließend Kurkuma und Kreuzkümmel hinzugeben und ebenfalls anrösten. Das klein geschnittene Gemüse zufügen und für ca. 5 Minuten braten. Dann mit 220 ml Wasser ablöschen und alles zum Kochen bringen. Den Grieß unter Rühren hinzugeben und bei niedriger Hitze quellen lassen, bis er eine breiartige Konsistenz bekommt. Derweil die Kräuter waschen, trocken schütteln und klein hacken.

3. Das Upma mit 1 Prise Salz und nach Belieben mit etwas Ghee abschmecken und mit frischen Kräutern garnieren.

EINFACHES MUNG- ODER LINSENDAL

FÜR 2 PORTIONEN

ZUTATEN

- 250 g Mungdal oder rote Linsen (am besten über Nacht eingeweicht)
- 1 EL Ghee (alternativ Kokosöl)
- je 1 TL gemahlene Kurkuma, Pfeffer und Garam Masala
- 1 l Wasser (alternativ Gemüsebrühe, dann die Gewürze etwas reduzieren)
- Steinsalz
- frische Kräuter und 1 Spritzer Zitronensaft (nach Belieben)

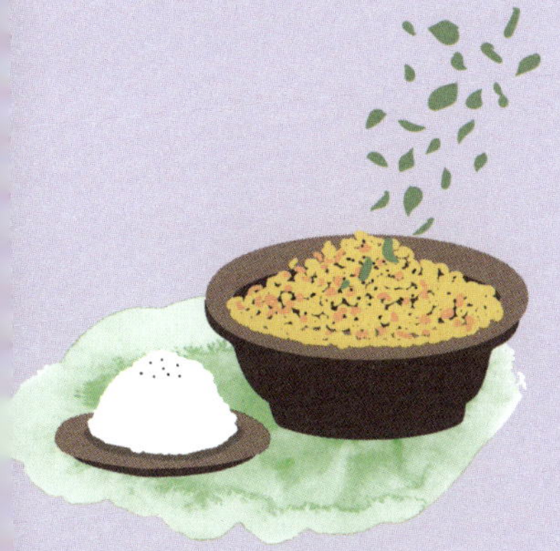

Zubereitung

Das Mungdal oder die Linsen gründlich in einem Sieb mit Wasser spülen und gut abtropfen lassen. Ghee in einem Topf erhitzen und die Gewürze darin anrösten. Mungdal oder Linsen dazugeben und kurz mitrösten, dann mit Wasser ablöschen und etwa 20 Minuten gar köcheln lassen. Mit Salz würzen. Das Dal in eine Schale füllen und nach Belieben mit Kräutern und Zitronensaft abgeschmeckt genießen.

KITCHARI

Kitchari gilt als DAS Detoxgericht im Ayurveda, denn es ist leicht bekömmlich, entlastet den Verdauungstrakt und wirkt dabei besonders nährend. Die Grundzutaten von Kitchari sind Basmatireis, geschälte und halbierte Mungbohnen (Mungdal), Ghee, Gemüse und zahlreiche Gewürze.

FÜR 2 PORTIONEN

ZUTATEN

- 100 g Mungdal (am besten über Nacht eingeweicht)
- 100 g Basmatireis (am besten über Nacht eingeweicht)
- 200 g Spinat
- 150 g Brokkoliröschen
- 1 EL Ghee (alternativ Kokosöl)
- je ½ TL gemahlene Bockshornkleesamen und Kurkuma
- 1 Prise schwarzer Pfeffer
- 1 Handvoll gehacktes frisches Koriandergrün (alternativ Kräuter nach Belieben)
- ½ TL Steinsalz
- einige Spritzer frisch gepresster Zitronensaft

1.

Das Mungdal zusammen mit dem Reis gründlich unter Wasser abspülen und gut abtropfen lassen. Den Spinat verlesen und die Brokkoliröschen putzen, beides gut waschen und abtropfen lassen.

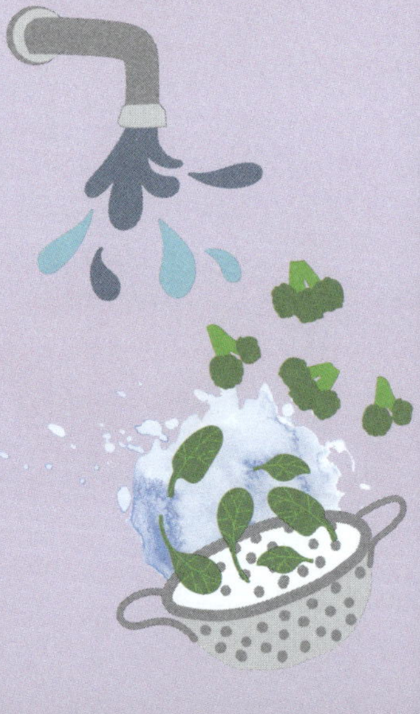

2.

Ghee in einem Topf erwärmen, die Gewürze zugeben und darin anrösten. Mungdal und Reis hinzugeben und mitrösten. Mit 600 ml Wasser ablöschen, das Kitchari aufkochen und 5 Minuten unter Rühren köcheln lassen. Danach auf niedriger Hitze 15 Minuten bei halb geöffnetem Deckel weiterköcheln. Für die letzten 10 Minuten den Spinat und Brokkoli hinzugeben und darin garen.

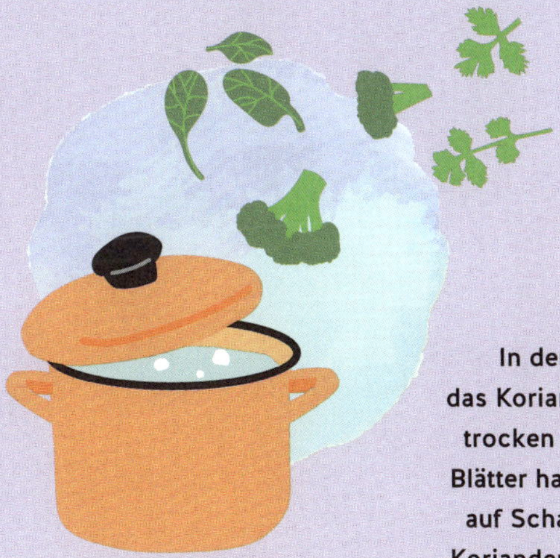

3.

In der Zwischenzeit das Koriandergrün waschen, trocken schütteln und die Blätter hacken. Das Kitchari auf Schalen verteilen, mit Koriander garnieren und mit Steinsalz und Zitronensaft abschmecken.

Übrigens: Kitchari ist »Tridosha«. Das bedeutet, es ist für alle drei Doshas geeignet und wirkt ausgleichend. Wähle dabei am besten das Gemüse, das deiner Konstitution entspricht.

DIE 5 PRINZIPIEN VON LEBENSMITTELN

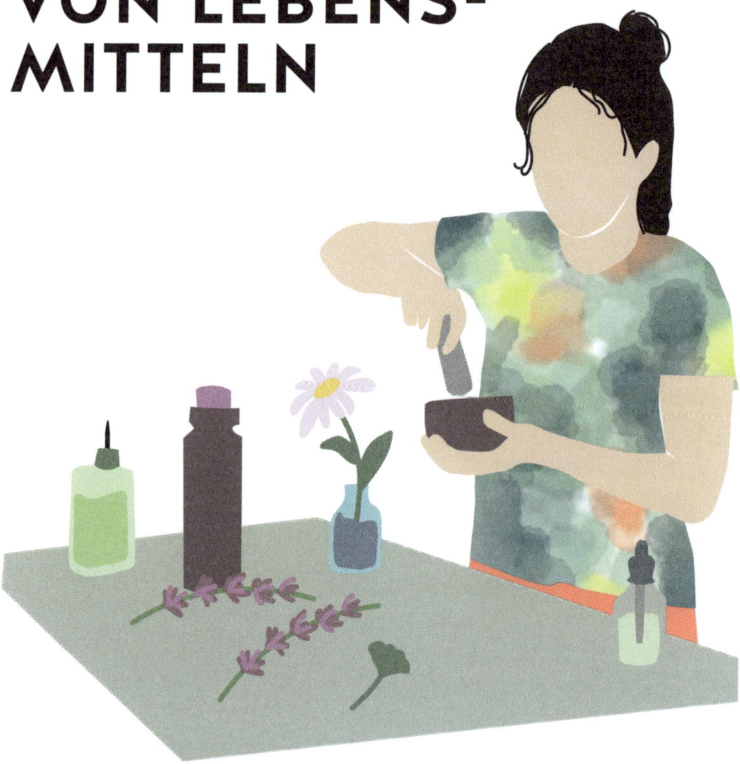

… und ihre Wirkkraft auf den Körper

Einer der Grundsätze im Ayurveda ist, dass alles aus den fünf Elementen – Feuer, Wasser, Erde, Luft und Äther – zusammengesetzt ist. Genauso besteht auch jedes Lebensmittel in unterschiedlicher Gewichtung aus den Elementen, was für uns direkt über den Geschmack eines Nahrungsmittels erfahrbar ist, wie du im Kapitel »Die Geschmacksrichtungen im Ayurveda« (ab Seite 94) bereits lesen konntest. Diese fünf Wirkkräfte haben Einfluss auf unseren Körper und Geist.

1. Guna – die Eigenschaft

Wenn zu viel Trockenheit vorherrscht, sollten wir nicht noch austrocknende Gewürze und Lebensmittel wählen, denn diese würden die Trockenheit verstärken. Stattdessen gilt es zu schauen, was fettig, schmierend und ölend ist. In der Pflanzenheilkunde werden primär folgende fünf »Gunas« genutzt:

- guru (schwer) ↔ laghu (leicht)
- snighda (ölig) ↔ ruksha (trocken)
- theeksna (scharf)

2. Rasa – der Geschmack

In der ayurvedischen Pflanzenheilkunde gibt es die Kategorisierung der jeweiligen Substanz im Bezug auf ihren Geschmack. Die sechs verschiedenen Geschmacksrichtungen haben eine unterschiedliche Wirkung (steigernd: +, reduzierend: -) auf die drei Doshas Vata, Pitta, Kapha sowie auf unseren Geist. Siehe dazu auch das Kapitel »Die Geschmacksrichtugen im Ayurveda« (ab Seite 94).

Die sechs Geschmacksrichtungen und ihre Wirkung:

Geschmack	Eigenschaft	Wirkung auf die Doshas
süß (madhura)	kühl, ölig, schwer	K (+) VP (-)
sauer (amla)	heiß, leicht, ölig	PK (+) V (-)

Geschmack	Eigenschaft	Wirkung auf die Doshas
salzig (lavana)	heiß, ölig, schwer	PK (+) V (-)
scharf (katu)	heiß, leicht, trocken	VP (+) K (-)
bitter (tikta)	kühl, leicht, trocken	V (+) PK (-)
zusammenziehend (kashaya)	kühl, trocken, schwer	V (+) PK (-)

3. Virya – die thermische Wirkung

Die thermische Wirkung einer Pflanze oder eines Lebensmittels kann erhitzend oder kühlend sein. Die Energiewirkung wiederum fördert verschiedene Prozesse im Körper. Auch die Geschmacksrichtungen spielen hier mit eine Rolle:

Virya	Der Geschmack	Wirkung auf den Körper
erhitzend	saure, salzige oder scharfe Substanzen	fördert Durst, Müdigkeit und Schwindel
kühlend	bittere, süße und zusammenziehende Substanzen	belebend und erfrischend; fördert die Festigkeit der Gewebe

4. Vipaka – der postdigestive Geschmack

Vipaka ist der Geschmack nach der Verdauung und bezieht sich auf die Prozesse rund um die Verdauung und Absorption der Nahrung. Hierbei spielen drei Phasen eine Rolle, die den sechs Geschmacksrichtungen und somit den drei Doshas und den fünf Elementen zugeordnet sind: Da die Verdauung mit der süßen Kapha-Phase beginnt, wird das Essen des Nachtisches im Ayurveda zu Beginn empfohlen. Wollen wir unsere Verdauung unterstützen, sollten wir die Lebensmittel am besten in folgender Reihenfolge essen: süß, sauer, salzig, scharf, bitter und zusammenziehend (herb).

1. Phase	Verdauung der Elemente Erde und Wasser	Kapha zugeordnet	lokalisiert in Mund und Magen	wirkt befeuchtend, von süßem Geschmack dominiert
2. Phase	Verdauung des Feuer-Elements	Pitta zugeordnet	lokalisiert in Magen und Dünndarm	wirkt erhitzend, von saurem Geschmack dominiert
3. Phase	Verdauung der Elemente Luft und Äther	Vata zugeordnet	lokalisiert im Darm	wirkt trocknend, von scharfem Geschmack dominiert

5. Prabhava – die Wunderkraft

Prabhava ist ein ganz besonderer Sanskritbegriff, der sich unter anderem auch mit »Wunderkraft« übersetzen lässt. Wirkungsweisen von Mantren, Ritualen und Edelsteinen – die häufig ja auch im Feinstofflichen eine Rolle spielen –, zählen ebenso zu Prabhava. In der Pflanzenheilkunde spielt der Begriff eine Rolle, die weit über das Regelwerk hinausgeht. Denn mit Prabhava ist unter anderem auch die karmische Kraft einer Pflanze gemeint, die nicht zwangsläufig aus der Energetiklehre abzuleiten ist. Wenn wir also aufgrund von Rasa, Virya und Vipaka mit einer Wirkung rechnen, diese dann aber anders ausfällt, so nennt der Ayurveda dies Prabhava.

Als Beispiel lässt sich der Granatapfel nennen, der einen hohen Stellenwert im Ayurveda einnimmt: Normalerweise besitzt Obst mit zusammenziehendem Geschmack eine scharfe Vipaka. Granatapfel weist jedoch postdigestiv einen süßen Geschmack auf.

Übrigens ... Wichtig zu verstehen ist an dieser Stelle einmal mehr der Grundsatz: »Gleiches vermehrt Gleiches. Und Gegenteiliges gleicht sich aus.«

MÖHRENSUPPE

FÜR 2 PORTIONEN

ZUTATEN

- 500 g Möhren
- 1 EL Ghee (alternativ Kokosöl)
- 1 Prise Steinsalz
- 1 Prise gemahlener Koriander
- ½ TL gemahlene Muskatnuss
- ½ TL Wacholderbeeren
- 1 Prise gemahlener Ingwer
- 200 g Bio-Sahne (alternativ vegane Sahnealternative)

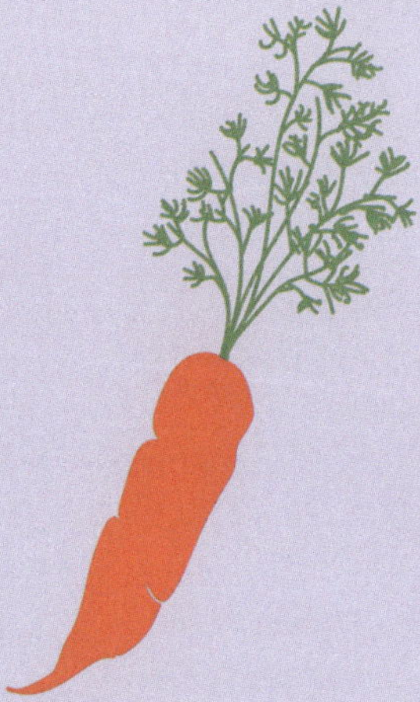

Zubereitung

Die Möhren schälen, putzen und würfeln. Ghee in einem Topf erwärmen. Die Gewürze hinzugeben und darin kurz anrösten. Dann die Möhren in den Topf geben und ebenfalls kurz rösten. Anschließend mit 750 ml Wasser ablöschen und alles für 20 Minuten weich köcheln lassen. Anschließend mit dem Stabmixer cremig pürieren und zum Schluss die Sahne mit einem Schneebesen unterrühren. Die Suppe in Schalen füllen und servieren.

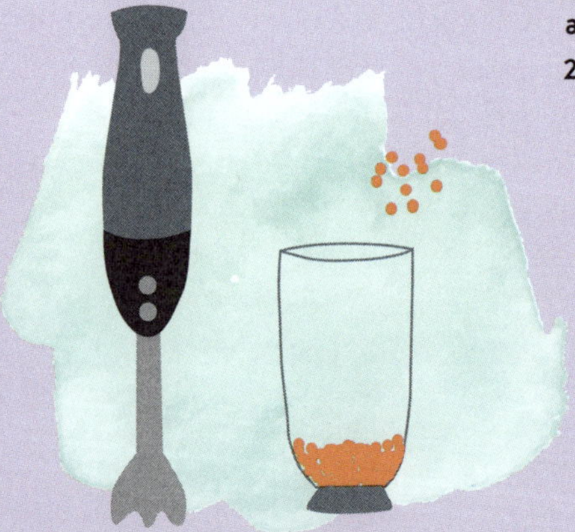

TAKRA – AYURVEDISCHE BUTTERMILCH

FÜR 1 PORTION

ZUTATEN

- 40 g Bio-Naturjoghurt (alternativ pflanzliche Joghurtalternative)
- jeweils 1 Prise Gewürze deiner Wahl (z. B. Kurkuma, Kreuzkümmel, Kardamom, Zimt, Muskat, Pfeffer, Salz ...)
- 1 TL Rosenwasser (optional)

Zubereitung

Den Joghurt mit 160 ml Wasser in einen Standmixer geben und verquirlen. Für eine süße oder salzige Variante nach Belieben die Gewürze und das Rosenwasser hinzufügen und erneut verquirlen.

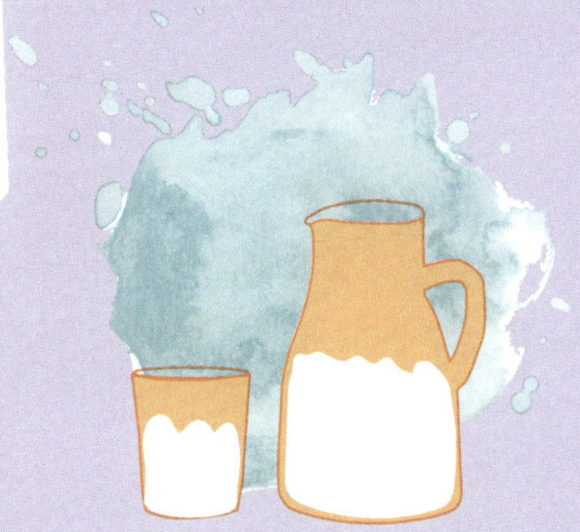

INFO: Die ayurvedische Buttermilch ist perfekt für heiße Sommertage. Sie erfrischt und gleicht dein Agni aus. Der beste Zeitpunkt, um Takra zu trinken, ist begleitend zum oder im Anschluss an das Mittagessen. Sie eignet sich auch als Mahlzeitersatz. Rosenwasser wirkt nach Ayurveda kühlend und harmonisierend auf alle drei Doshas.

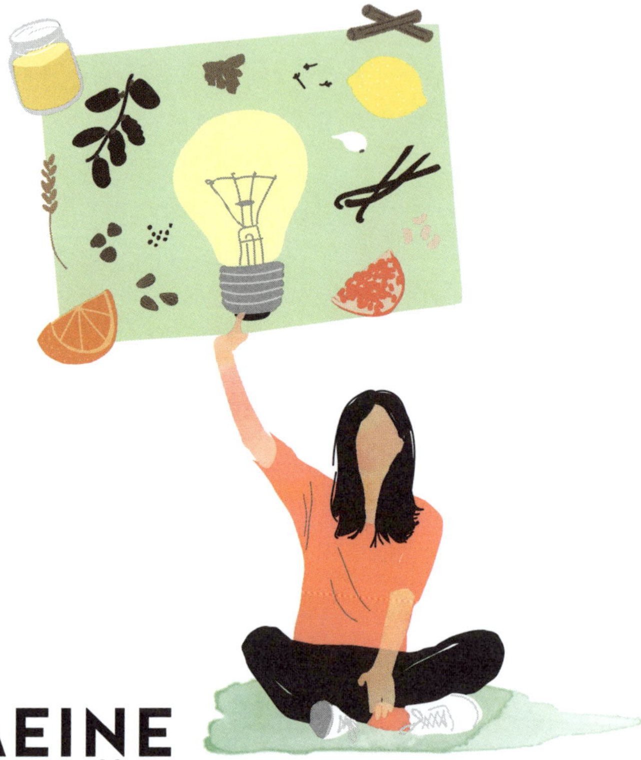

MEINE ERNÄHRUNGSTIPPS

Abgestimmt auf deine Konstitution

Nachdem du dich im ersten Kapitel mit den Doshas und deiner Konstitution vertraut gemacht hast, möchte ich dir nun einige Tipps mit an die Hand geben, wie du einen Dosha-Überschuss durch deine Ernährung wieder ausgleichen kannst und dich entsprechend deiner Konstitution am besten ernährst.

Ernährungstipps für die Vata-Balance

Wann ist es sinnvoll, Vata auszugleichen?

Im Spätherbst und im Winter, bei einer Vata-Disbalance (siehe Test ab Seite 24) oder in einer Vata-lastigen Umgebung, wie zum Beispiel an einem windigen, kalten oder das Nervensystem belastenden Ort, sowie am Abend.

Wie solltest du deine Nahrung einnehmen?

In ruhiger, positiver Umgebung und unbedingt im Sitzen. Zünde dir eine Kerze an, um es dir gemütlich zu machen. Die Kerze dient auch symbolisch für dein Verdauungsfeuer.

Welche Lebensmittel solltest du bevorzugen?

Lebensmittel mit den Eigenschaften ölig, heiß, flüssig sowie süß, sauer und salzig reduzieren das Vata-Dosha. Empfehlenswert sind Eintöpfe oder Suppen und breiige Konsistenzen – vor allem am Abend. Außerdem ist der Einsatz guter Fette wie zum Beispiel Ghee von Vorteil. Nutze Gewürze, die das Agni anregen, sowie Kräuter und Gewürze, die Blähungen reduzieren und Vata ausgleichen. Gut geeignet sind Anis, Basilikum, Bohnenkraut, Estragon, Fenchel, Ingwer, alle Kümmelsorten, Kardamom, Kurkuma, Lorbeerblätter, Majoran, Oregano, Petersilie, Pfeffer, Rosmarin und Zimt.

Welche Don'ts solltest du beachten?

Im Stehen, Gehen oder in Eile essen sowie unregelmäßig oder zu spät essen. Zu viel Rohkost oder zu trockene Lebensmittel wie Cracker und Brot sollten gemieden oder wenn, nur mit einem entsprechenden Ausgleich gegessen werden. Eiskalte, kohlensäurehaltige Getränke sowie Koffein und andere Stimulanzien erhöhen Vata und fördern Verdauungsstörungen, Blähungen und die allgemeine Schwächung.

Ernährungstipps für Pitta-Balance

Wann ist es sinnvoll, Pitta auszugleichen?
Im Sommer und im Frühherbst, bei einer Pitta-Disbalance (siehe Test ab Seite 24) oder in einer tropischen Umgebung.

Wie solltest du deine Nahrung einnehmen?
In ruhiger, positiver Umgebung und unbedingt im Sitzen.

Welche Lebensmittel solltest du bevorzugen?
Kühlende Speisen, mild gewürzt sowie geschmacklich süß, bitter, zusammenziehend beziehungsweise herb, um das Pitta-Dosha zu reduzieren. Frische Kräuter wie Dill, Koriander, Minze, Kurkuma, Nelke, Fenchel und hochwertige Fette in Maßen.

Welche Don'ts solltest du beachten?
Vermeide Frittiertes, stark Öliges, fettige Saucen sowie sehr scharf gewürztes Essen. Zu viel Koffein, hochprozentiger Alkohol und andere Stimulanzien pushen Pitta ebenso wie Säure und kohlensäurehaltige Getränke.

Ernährungstipps für Kapha-Balance

Wann ist es sinnvoll, Kapha auszugleichen?
Im Frühling, bei Kälte und Nässe und bei einer Kapha-Disbalance (siehe Test ab Seite 24) oder einer geschwächten Verdauung (manda agni, siehe Seite 15).

Wie solltest du deine Nahrung einnehmen?
In ruhiger, positiver Umgebung und unbedingt im Sitzen. Optional unterstützend wirkt auch intermittierendes Fasten, also die Beschränkung auf zwei Mahlzeiten am Tag.

Welche Lebensmittel solltest du bevorzugen?
Eigenschaften wie heiß, trocken, leicht sowie geschmacklich bitter, zusammenziehend (herb) und scharf reduzieren das Kapha-Dosha.

Nutze insbesondere anregende und scharfe Kräuter und Gewürze wie Anis, Basilikum, Bohnenkraut, Chili, Dill, Estragon, Löwenzahn, Lorbeer, Majoran, Oregano, Petersilie, Ingwer, Pfeffer – diese stärken das Verdauungsfeuer und fördern die Kapha-Balance.

Welche Don'ts solltest du beachten?
Vermeide generell Frittiertes, stark Öliges, fettige Saucen und zu viele Süßigkeiten sowie tierische Produkte, süße und salzige Snacks und zu viel Rohkost.

Mein Tipp

SATTVISCH ESSEN!

Um deine geistige Klarheit zu unterstützen, schaue gerne, welche Sattva-fördernden Lebensmittel die Doshas ausgleichen (siehe Seite 43).

KICHERERBSEN-PFANNKUCHEN

FÜR 2 PORTIONEN

ZUTATEN

- 300 g Kichererbsenmehl
- 1 Prise Steinsalz
- 1 Prise Zucker
- 1 Prise gemahlener Kreuzkümmel
- 5 EL Ghee (alternativ Kokosöl) + Fett für die Pfanne

1.

Den Backofen auf 50 °C (Umluft) vorheizen. Das Kichererbsenmehl mit Salz, Zucker und Kreuzkümmel in einer Schüssel vermengen. 500 ml Wasser und Ghee hinzufügen und alles zu einem homogenen Teig verquirlen.

2.

Etwas Fett in einer beschichteten Pfanne erhitzen, eine Kelle Teig hineingeben und darin goldbraun braten. Nach wenigen Minuten wenden und weiterbraten, herausnehmen und im vorgewärmten Backofen warm halten. Mit den weiteren Pfannkuchen ebenso verfahren.

TIPP: Die Pfannkuchen mit Dattel-Tamarinden-Chutney (siehe rechts) oder etwas (selbst gemachtem) Apfelmus genießen. Um eine vollwertige Mahlzeit zu erhalten, kannst du die Pfannkuchen zum Beispiel noch mit Gemüse wie Spinat oder Mangold füllen.

DATTEL-TAMARINDEN-CHUTNEY

AUF VORRAT

ZUTATEN

- 200 g getrocknete Datteln (entkernt)
- 1 daumengroßes Stück Ingwer
- 100 g Tamarindenpaste (Bio- oder Asienladen)
- 1 TL Korianderkörner
- 1 Prise Steinsalz
- Einmachglas (ca. 500 ml)

TIPP: Das Chutney passt perfekt zu den Kichererbsenpfannkuchen (siehe links) oder als Aufstrich. Übrigens, Tamarinde eignet sich auch gut zum Löffeln bei Süßgelüsten. Sie unterstützt dabei, Gewicht zu reduzieren, denn Tamarinde hat eine mild abführende Wirkung, regt die Verdauung an und stimuliert den Gallenfluss, was wiederum die Leber bei der Verarbeitung von Fetten unterstützt.

1.

Die Datteln über Nacht in 100 ml Wasser einweichen.

2.

Am nächsten Tag den Ingwer schälen und fein hacken. Die Datteln mit dem Einweichwasser und den restlichen Zutaten in einen Standmixer geben und zu einer homogenen Paste pürieren. Das Chutney in ein steriles Einmachglas umfüllen. Im Kühlschrank hält es sich ca. 1 Woche.

Verdauungstipps nach dem Essen

Kennst du das, du hast zu spät oder zu viel gegessen und leidest nach dem Essen unter Völlegefühl, Blähungen oder anderen belastenden Symptomen?

Dann sind das Zeichen für eine geschwächte (manda agni) oder wechselhafte (vishama agni) Verdauung. Nützliche Helfer können an dieser Stelle Fenchel-, Anis- oder (Kreuz-)Kümmelsamen sowie die Samen aus der Kardamomkapsel sein. Nimm dir immer ein paar dieser Helfer mit in einem kleinen Döschen und kaue 1 TL der Mischung nach dem Essen. Spüle anschließend mit warmem Wasser nach. Hilfreich ist auch der Fersensitz, der Drehsitz oder das Drehen auf die linke Seite im Liegen. Diese Haltungen stimulieren die Verdauung und beugen Blähungen und Krämpfen vor.

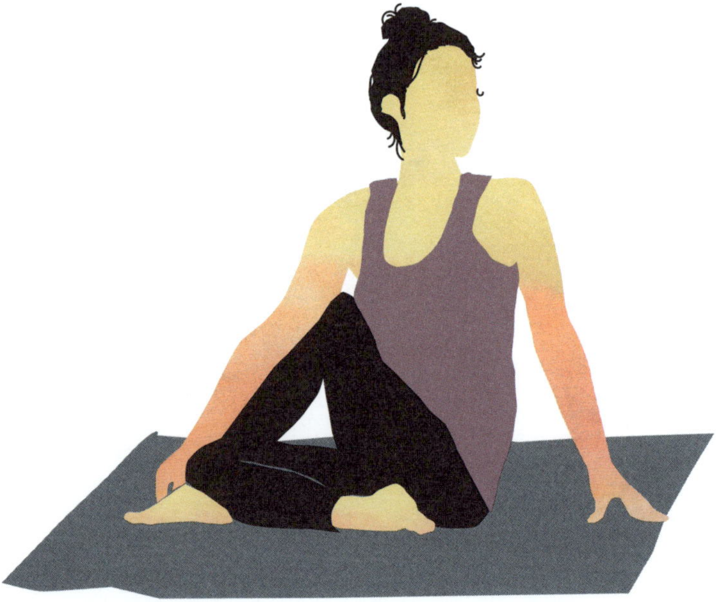

Vermeide ungesunde Essgewohnheiten

Viele Ursachen von Krankheiten und Verdauungsproblemen entstehen aus Sicht des Ayurveda aus einer falschen Ernährung, »Apathya Ahara« genannt. Das heißt aus einer Ernährung, die nicht auf unseren individuellen Körper und unsere individuelle Konstitution (Prakruti und Vrikruti) abgestimmt ist. Wenn Agni dadurch beeinträchtigt ist, kann die Nahrung nicht verdaut werden, wodurch Ama (siehe Seite 14) entsteht und die Körperkanäle (srotas) verstopft werden, mit der Folge, dass unsere Körpergewebe (dhatus) und unsere Immunkraft (ojas) nicht oder nur unzureichend gebildet wird, was letztlich zu Krankheit führt. Beispiele für Apathya Ahara sind:

- zu große Nahrungsmengen
- zu kurze Pausen zwischen den Mahlzeiten: Halte mindestens 3 bis 5 Stunden Pause ein, damit der Verdauungsprozess ablaufen kann.
- keine Getränke zum Essen, und wenn, dann nur kleine Mengen warmes oder heißes Wasser oder Kräutertee
- essen, ohne Hunger zu verspüren
- essen bei vorhandenen negativen Emotionen
- Rohkost oder Salat am Abend
- unverträgliche Lebensmittelkombinationen (siehe Seite 91)

Mein Tipp

SÜSSES ALS VORSPEISE!

Mache dir regelmäßige Mahlzeiten zur Gewohnheit und iss den süßen Nachtisch »ganz ayurvedisch« als Vorspeise, da der süße Geschmack am längsten zur Verstoffwechselung braucht (siehe Seite 106).

Kochen mit Hülsenfrüchten

Wenn du für den nächsten Tag ein Hülsenfrüchtegericht planst, überlege dir schon am Tag zuvor, welche Hülsenfrüchte du gerne essen möchtest, um diese über Nacht einzuweichen. Das Einweichen begünstigt einen schnelleren Kochvorgang am nächsten Tag und verbessert auch die Bekömmlichkeit der Hülsenfrüchte.

Du möchtest spontan etwas mit Hülsenfrüchten kochen?

Dann empfehle ich dir Linsen. Denn gelbe oder rote Linsen haben eine verhältnismäßig kurze Kochzeit und können auch ohne nächtliches Einweichen mit entsprechenden Gewürzen gut verdaut werden. Top-Hülsenfruchtgewürze sind zum Beispiel Asafoetida (Hing), Curry, Bockshornkleesamen, alle Kümmelsorten, Kurkuma, Majoran und Ingwer.

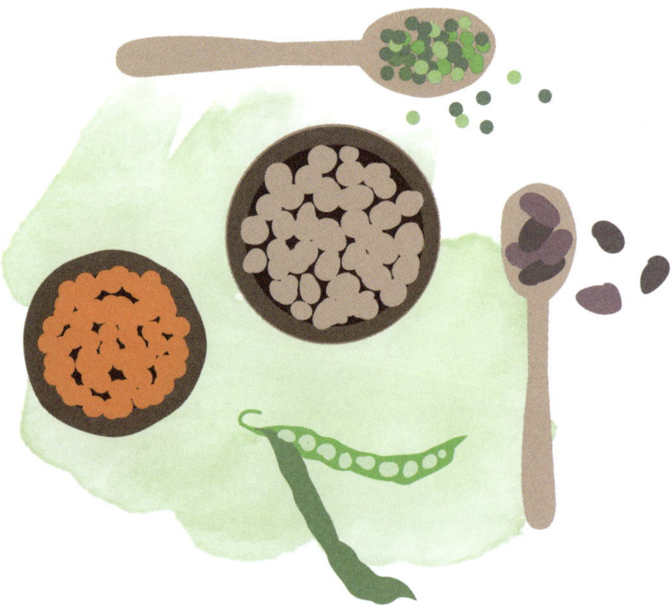

Stoppe Zwischenmahlzeiten!

Bist du eher der Chipstyp oder muss es abends auf der Couch unbedingt noch etwas Schokolade sein? Vielleicht isst du aber auch lieber einen gesunden Nuss-Frucht-Riegel zwischendurch?

Mache dir bewusst, dass Snacken generell nicht förderlich für deine Gesundheit ist. Denn für jeden Apfel, jede Erdnuss oder jedes Stück Schokolade muss dein Körper einen neuen Verdauungsvorgang starten. Oftmals befindet sich noch die vorherige Mahlzeit im Verdauungsprozess, denn je nach Ausmaß und Zusammensetzung der Mahlzeit kann dies einige Stunden in Anspruch nehmen (in der Regel bis zu 5 Stunden). Kommt häufiger ein Snack dazwischen, muss Agni, unser Verdauungsfeuer, mehr schuften. Je häufiger dies zur Tagesordnung wird, desto eher wird unsere Verdauung überlastet. Die Folge können Verdauungsstörungen, Ablagerungen (ama) und in schlimmeren Fällen daraus resultierende Krankheiten sein.

Natürlich gerät der Körper nicht sofort vollkommen außer Balance, wenn wir uns einmal eine Zwischenmahlzeit gönnen. Auch gilt es an dieser Stelle zu differenzieren, ob wir im Büro sitzen und in die Keksdose greifen, weil sie uns angeboten wird, oder ob wir gerade eine zweistündige Wanderung hinter uns haben und der Unterzuckerung nahe sind. Frage dich, ob es Gelüste sind, die dich zur Schokolade und Co. greifen lassen, oder Emotionen dahinterstecken, die du statt sie zu fühlen, mit Essen kompensieren möchtest. Vielleicht war deine Mahlzeit geschmacklich und vom Nährstoffprofil her auch nicht ausgewogen und es fehlt dir etwas?

Es macht also Sinn, die äußeren Umstände zunächst zu betrachten und in dich hineinzufühlen, bevor du zu einem Snack greifst. Spüre genau hin, woher der Impuls, etwas zu essen, kommt, und löse ihn, sofern es kein echter Hunger ist, mit einer dir entsprechenden Handlung auf. Gehe zum Beispiel an die frische Luft, lass dich umarmen, wenn du dich traurig fühlst, oder mach die Übung »Transformiere Wut« auf Seite 75, wenn du wütend bist.

VEGANER MÖHREN-KOKOS-KUCHEN

FÜR 1 KUCHEN

ZUTATEN

- 250 g Möhren
- 120 g Kokosöl + Fett für die Form
- 100 g Sharkara (ayurvedischer Rohrzucker, alternativ Kokosblütenzucker)
- 90 g Mandeln
- 130 g Dinkelmehl (Type 630)
- 1 TL Apfelessig
- 1 TL Backpulver
- Puderzucker (z.B. Sharkara im Mixer fein gemahlen)
- 200 g Kokosmilch (Dose)
- 1 TL Xanthan (Geliermittel, Reformhaus)
- Außerdem Kuchenform (25 cm x 11 cm)

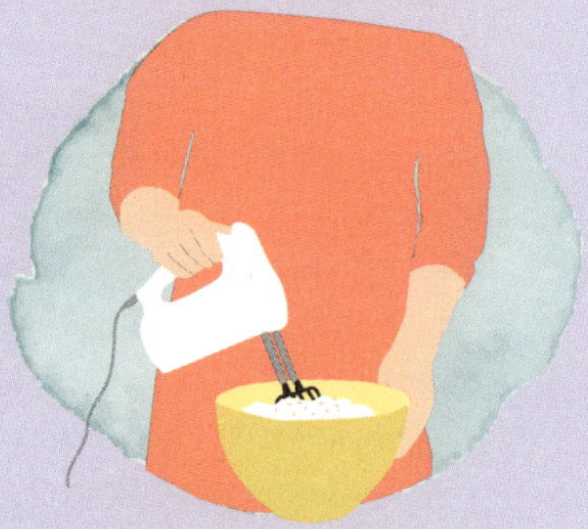

Der süße Geschmack spielt im Ayurveda eine zentrale Rolle. Sowohl in Getreidesorten als auch in reifen sattvischen Früchten und in Süßspeisen ist er zu finden. Er bringt mit den beiden Elementen Erde und Wasser aufbauende und nährende Eigenschaften auf körperlicher wie mentaler Ebene mit sich.

1.
Den Backofen auf 180 °C (Umluft) vorheizen.

2.

Die Möhren schälen und auf einer Gemüsereibe raspeln. Das Kokosöl in einem Topf oder in der Mikrowelle erwärmen und in eine Schüssel umfüllen. Sharkara zum Kokosöl geben und mit dem Handrührgerät schaumig schlagen. Die Mandeln hacken.

3.

Alle Zutaten bis auf Puderzucker, Kokosmilch und Xanthan zu einem glatten Teig verrühren. Den Teig in eine gefettete Kuchenform füllen und in den heißen Ofen (Mitte) schieben. Den Kuchen etwa 35 Minuten backen und mit der Stäbchenprobe prüfen, ob er fertig ist. Dann herausnehmen und in der Form abkühlen lassen.

4.

Den Puderzucker mit Kokosmilch und Xanthan verquirlen. Die Glasur auf den abgekühlten Kuchen geben und fest werden lassen.

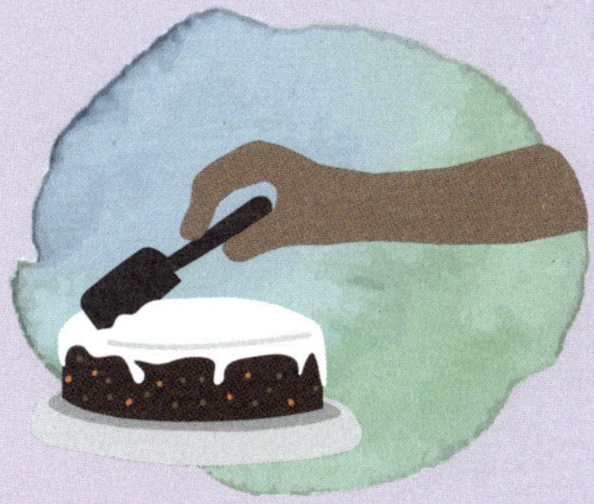

INFO: In den traditionellen ayurvedischen Schriften gilt der aus Zuckerrohr hergestellte Sharkara als bester Ayurveda-Zucker. Die besondere Herstellungsweise reduziert die säurebildenden Bestandteile des Zuckerrohrs, weshalb ihm eine leicht basische Wirkung zugeschrieben wird. Vor allem Vata- und Pitta-Typen profitieren von dem »Königszucker« wegen seiner aufbauenden und ausgleichenden Wirkung.

SÜSSE KICHERERBSENCREME

FÜR 2 PORTIONEN

ZUTATEN

- 250 g frisch gekochte Kichererbsen (alternativ aus der Dose)
- ½ TL Backpulver (alternativ Soda)
- 40 g Mandelmus (alternativ Nussmus nach Belieben)
- 2 TL Süßungsmittel (nach Belieben)
- 1 Prise Salz
- 1 Prise Vanilleextrakt (alternativ 1 Tropfen reines Vanilleöl)
- etwas Pflanzendrink (nach Belieben)
- 1 Handvoll Schokotropfen (alternativ gehackte Nüsse nach Belieben)

1.
Die Kichererbsen in ein Sieb abgießen, abspülen und abtropfen lassen.

2.
Alle Zutaten bis auf die Schokotropfen und die Pflanzenmilch in einen Standmixer geben oder alternativ mit dem Stabmixer zu einer homogenen Masse pürieren. Je nach Konsistenz für mehr Cremigkeit noch etwas Pflanzenmilch zufügen.

3.
Anschließend die Schokotropfen oder alternativ die gehackten Nüsse unterrühren und die Creme in Schälchen servieren.

TIPP: Die Creme ist perfekt bei Süßgelüsten und passt auch als süßer Aufstrich auf Reiswaffeln.

GOLDENE MILCH

Sie schmeckt nicht nur köstlich, sondern bringt auch noch viele gesundheitsfördernde Eigenschaften mit sich, denn Kurkuma und Ingwer wirken entzündungshemmend, immunmodulierend und verdauungsfördernd.

FÜR 1 PORTION

ZUTATEN

- 1 Tasse Pflanzendrink nach Wahl (alternativ nicht pasteurisierte Demeter-Kuhmilch)
- 1 TL gemahlene Kurkuma
- 1 TL gemahlener Ingwer
- 1 Prise schwarzer Pfeffer
- 1 Prise gemahlener Zimt
- Ghee (alternativ Kokosöl)

Zubereitung

Die Milch in einem Topf erhitzen. Unter Rühren die Gewürze zugeben sowie Ghee oder Kokosöl. Alles gut vermengen, in eine Tasse gießen und genießen. Nach Belieben süßen.

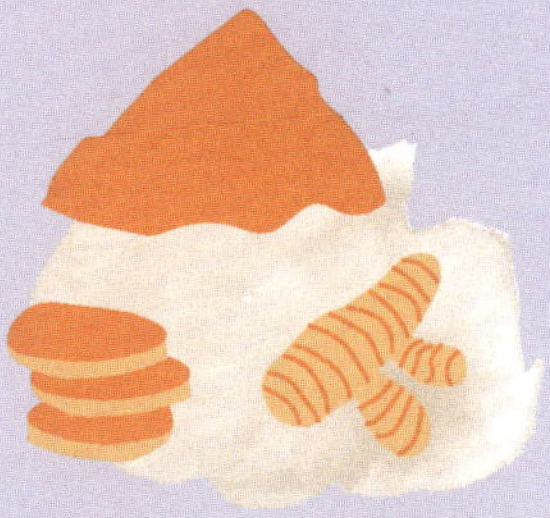

INFO: Kuhmilch ist im Ayurveda ein wertvolles »Rasayana«, ein Stärkungs- und Regenerationsmittel für Jung und Alt. Doch sie ist auch schwer verdaulich. Es wird daher empfohlen, Milch nur warm und mit Gewürzen wie Ingwer, Kurkuma oder Kardamom zu trinken. Die Gewürze gleichen die schweren, kühlen Eigenschaften der Milch aus. Da Milch auch süße und schleimige Eigenschaften mit sich bringt, sollten Kapha-Menschen lieber zur Variante mit Pflanzendrink greifen.

MEINE AYURVEDA-LEBENSMITTEL-HACKS

Auf Seite 91 habe ich dir einige Beispiele ungünstiger Lebensmittelkombinationen genannt. Wie du bestimmte Nahrungsmittel verträglicher machen kannst, verrate ich dir hier.

- KÄSE und insbesondere Hartkäse wird im Ayurveda nicht empfohlen, da er die Energiebahnen verkleben sowie Verschleimung und Verstopfung fördern kann.
MEIN TIPP: Mit Pfeffer oder Paprikaschoten wird Käse bekömmlicher.

- SPEISEEIS fördert Verschleimungen und Verstopfungen.
MEIN TIPP: Kardamom oder Nelken danach kauen.

- KOHLSORTEN können zu Blähungen führen.
MEIN TIPP: Sonnenblumenöl zum Kochen nutzen und den Kohl mit Kurkuma und Senfsamen dünsten.

- HÜLSENFRÜCHTE können zu Blähungen führen.
MEIN TIPP: Cayennepfeffer, Ingwer, Steinsalz, Kreuzkümmel, Asafoetida (Hing) oder Paprikaschoten bei der Zubereitung hinzufügen.

- KOFFEIN wirkt anregend, säurebildend und dämpft die Sinne.
MEIN TIPP: 1 Prise Kardamom und Muskatnuss hinzufügen.

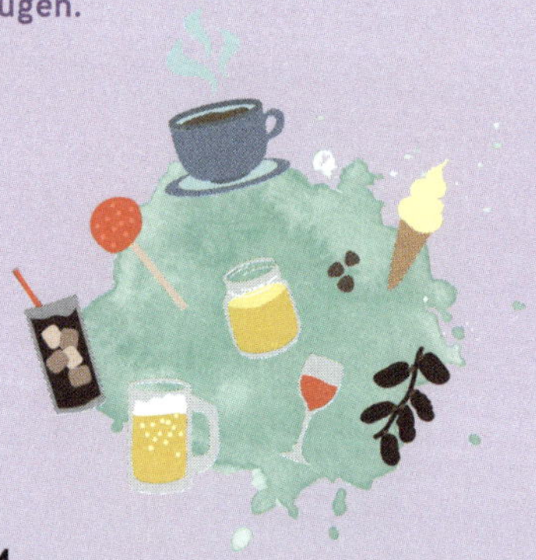

• ALKOHOL dämpft die Sinne und wirkt anregend.
MEIN TIPP: Kardamom- oder Kümmelsamen danach kauen.

• MILCH ist schwer verdaulich.
MEIN TIPP: Milch in gekochter Form, warm und gewürzt mit Zimt, Kardamom oder Kurkuma genießen.

• TROCKENFRÜCHTE rufen Trockenheit hervor.
MEIN TIPP: Über Nacht in Wasser einweichen.

• MAIS- UND REISWAFFELN können zu Blähungen und Trockenheit führen.
MEIN TIPP: Mit Ghee bestreichen.

• NÜSSE sind schwer verdaulich.
MEIN TIPP: Vor dem Verzehr einige Stunden in Wasser einweichen. Das entlastet den Stoffwechsel. Nussmus ist eine leichter verdauliche Variante und tut vor allem Vata gut. Alternativ können Nüsse im Gericht mitgekocht werden.

• SAMEN können das Pitta-Dosha erhöhen.
MEIN TIPP: Samen in der Pfanne rösten.

• ERDNUSSBUTTER wirkt verklebend und schwer.
MEIN TIPP: ½ TL geröstetes Ingwer- oder Kümmelpulver in warmem Wasser auflösen und anschließend trinken. Generell Erdnüsse besser durch eingeweichte Mandeln oder gebackene Kichererbsen (indischer Supermarkt oder Bioladen) ersetzen.

• SÜSSIGKEITEN können zu Verstopfung führen.
MEIN TIPP: Ingwerpulver in warmes Wasser gerührt trinken. Generell Süßes besser durch eingeweichte Trockenfrüchte ersetzen. Alternativ Honigmarzipan (Bioladen) oder Chyavanprash als Aufstrich oder in (Pflanzen-)Milch gerührt genießen.

Dein Ayurveda-Programm

Du bist bis hierhin gekommen und fühlst dich nun noch etwas unschlüssig, wie du Ayurveda ganzheitlich in deinen Alltag einbauen kannst? In diesem Kapitel findest du Programme für mehr Klarheit, Kraft und Entspannung sowie SOS-Tipps bei Erkältungen. Erfahre die kraftvolle Wirkung von Ayurveda!

DEINE AYURVEDA-KRAFTTOOLS

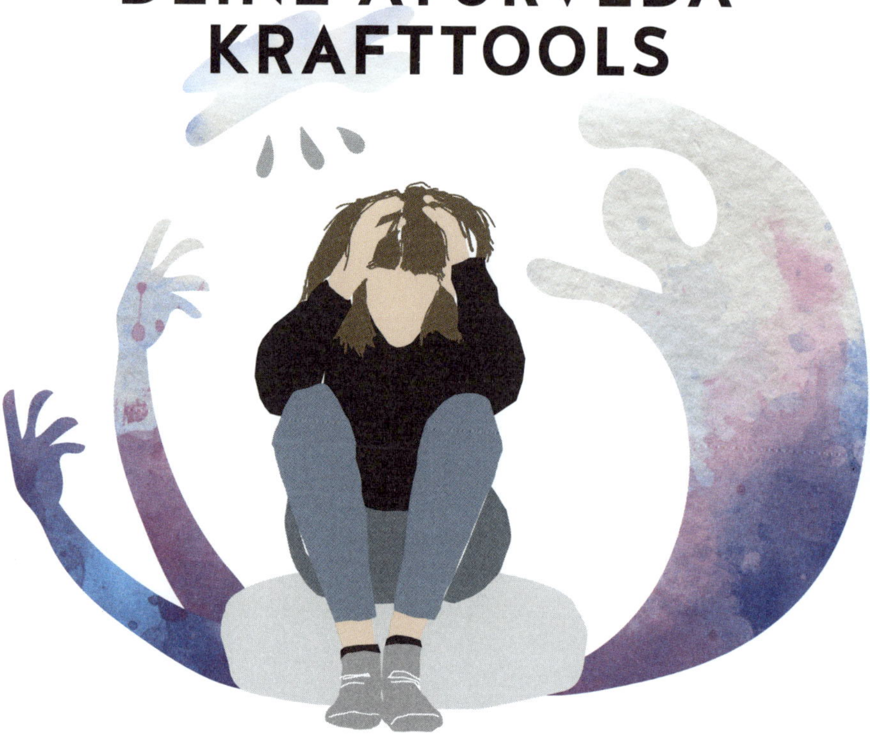

... bei Ängsten und Stress

Ängste sind im Ayurveda stark mit dem Vata-Dosha verknüpft. Dieses gerät schnell außer Balance, wenn wir entweder einen hektischen oder unsteten Lebensstil führen. Dinge wie übermäßige Kommunikation, häufige Reisen, lange Fahrten zur Arbeit oder auch häufige Ortswechsel befeuern das Vata-Dosha und dadurch psychische Reaktionen wie Ängste, Sorgen oder Ähnliches. Was hier helfen kann, sind eine wiederkehrende Tagesroutine (Dinacharya, siehe ab Seite 48), eine gute Zeitplanung mit genügend Zeit für Kreativität sowie das Entlarven von Energieräubern (siehe Seite 75).

Arbeite mit inneren Affirmationen

»Sankalpa« ist ein Sanskritbegriff aus der vedischen Philosophie, der so viel bedeutet wie »Absicht«. Du kannst also überlegen, welche innere Absicht du dir für den Tag oder die kommende Woche setzen magst. Formuliere sie stets positiv und eindeutig. Zum Beispiel: »Ich richte meinen Geist auf die wunderbaren Dinge aus, für die ich in meinem Leben dankbar bin.« Oder: »Ich lade mehr Balance, Klarheit und Momente der Entspannung in mein Leben ein.«

Mantrapraxis

Wenn du merkst, dass dein Geist ins Grübeln versinkt oder sich auf »Was passiert, wenn …«-Gedanken einschießt, beginne, ein Mantra als Ersatz dazwischenzuschieben. Denke dann in dem Moment, wenn die Gedankenspirale startet, sofort an dein Mantra. Dieses kann das wirkungsvolle »So Hum«-Mantra (»Ich bin«, siehe Seite 78) sein oder du sagst dir »einatmen – ausatmen« begleitend zu deinem Atem. Dein Atem ist ein äußerst kraftvolles Werkzeug, denn er ist zu jeder Zeit und in jeder Lebenslage dein treuer Begleiter.

i

DISCLAIMER

Bei anhaltenden Ängsten, Sorgen und Unwohlsein hole dir unbedingt professionelle Hilfe!

Ernährungs-Check

Isst du wirklich die Lebensmittel, die dich stärken und nähren? Oder isst du häufig stark verarbeitetes, mit Geschmacksverstärkern und E-Nummern angereichertes »Industrieessen«? Dieses kostet deinen Körper in der Tat mehr Kraft, als es dir spendet. Darüber hinaus kann stark verarbeitete Nahrung dafür sorgen, dass dein natürliches Empfinden dafür, welche Lebensmittel dir guttun, langfristig gestört wird, mit der Folge, dass du immer mehr zu verarbeiteten Lebensmitteln greifst. Ein Bilanzcheck (siehe Seite 45) kann Bewusstsein schaffen und dafür sorgen, dass du in Zukunft deine Nahrungsmittel genauer unter die Lupe nimmst. Ayurvedisch gesehen wirkt der süße, saure und salzige Geschmack dem erhöhten Vata entgegen. Das soll dich jedoch nicht dazu ermuntern, andauernd Chips und Schokolade zu essen. Du kannst auch beispielsweise mit salzigen Nüssen oder eingeweichten Trockenfrüchten dein Vata besänftigen. Auch sattvische Lebensmittel unterstützen dabei und fördern generell Klarheit und innere Stärke (siehe Seite 43).

Die 80:20-Regel

Eine beliebte und im Alltag sehr leicht zu handhabende Regelung, die auch Spielraum für »Ungesundes« lässt, ist die »80:20-Regel«. Diese besagt, dass gesundes Essen 80 Prozent im Alltag ausmacht und 20 Prozent dürfen abweichen und auch mal ungesund sein. Wichtig in der Gesamtbilanz ist, dass wir uns nicht permanent quälen. Denn der Aspekt, dass wir das, was wir essen, gerne essen, ist ein sehr wichtiger und wird im Ayurveda mit dem Sanskritbegriff »Upeyoga Sanstha« (siehe Seite 90) auf den Punkt gebracht. Er besagt, dass die Atmosphäre, der Ort sowie die Stimmung beim Essen eine wichtige Rolle spielen. Es kann also unter Umständen gesünder sein, voller Freude ein leckeres Stück Torte im Lieblingscafé zu genießen, als mit absolutem Widerwillen in einer unschönen Atmosphäre eine noch so gesunde Linsensuppe zu löffeln.

RASAYANA-TRUNK

»Rasayana« meint im Ayurveda Mittel und Maßnahmen, die zu einem optimalen Zustand der Gewebe führen. Durch Rasayana sollen Körperzellen regeneriert und dem Alterungsprozess entgegengewirkt werden, was zu mehr Lebensfreude und Vitalität verhilft. Dieser Rasayana-Trunk wirkt insgesamt stärkend und fördert einen klaren Geist.

FÜR 1 PORTION

ZUTATEN

- 15 Mandeln
- 3 Datteln (entkernt)
- 1 Prise Kardamom
- 1 Prise Pfeffer
- 3 Safranfäden

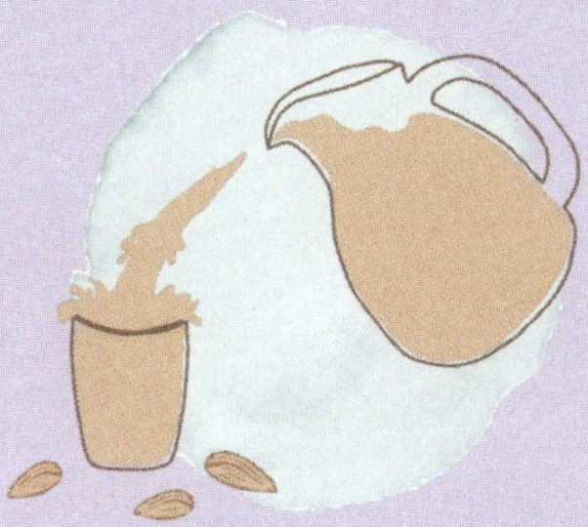

1.
Die Mandeln und Datteln am besten über Nacht in Wasser einweichen.

2.
Am nächsten Morgen das Einweichwasser abgießen. Die Mandeln schälen und zusammen mit den Datteln und 350 ml frischem Wasser in einem Topf erwärmen. Anschließend die Gewürze hinzugeben, pürieren und unterrühren. Den Trunk in eine Tasse umfüllen und genießen.

TIPP: Für die schnelle Variante blanchierte Mandeln verwenden, so sparst du dir das Schälen.

DEIN SATTVA-FLOW

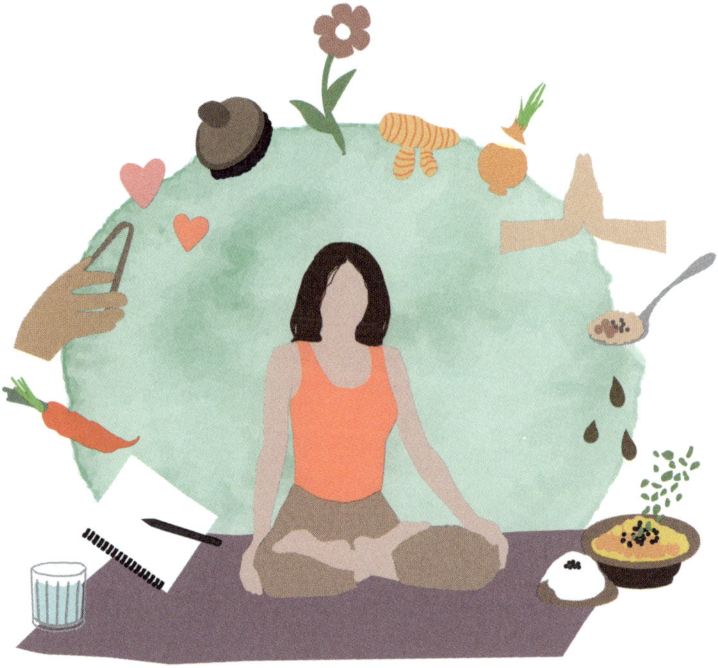

... für mehr Klarheit im Geist

Wenn du gezielt die Klarheit deines Geistes stärken und dein Leben sattvischer gestalten möchtest, gibt es einige Möglichkeiten, dies zu tun. Neben der sattvischen Ernährung, von der du auf Seite 43 schon erfahren hast, kannst du mithilfe bestimmter Handlungen und deiner Einstellung Sattva vermehren. Vereinfacht lässt sich auch sagen, dass ein Leben im »Dharma«, also in seiner persönlichen Lebensaufgabe (siehe dazu »Ayurveda und die vier Lebensziele«, Seite 75), die sattvischen Qualitäten im Allgemeinen stärkt. Wenn du also im Einklang mit den Bioenergien (Doshas) lebst, deiner Bestimmung folgst und das tust, wofür du hier auf der Erde bist, so folgst du deinem Dharma und stärkst dadurch die sattvische Qualität von ganz alleine.

Folgende Aspekte können dich im Alltag generell dabei unterstützen, mehr Sattva in dein Leben einzuladen:

- Achtsamkeit
- Aufrichtigkeit
- Dankbarkeit und Zuversicht als innere Grundhaltung
- Körperliche Reinlichkeit (»Kriya«, wie zum Beispiel Neti, siehe Seite 52, und Kapalabhati, siehe Seite 53)
- Geistig-spirituelles Lernen und Weiterentwickeln
- Spirituelle Praxis (Meditation, Yoga, Journaling, Atemübungen, Mantra singen, Kontemplation ....)

Mehr Sattva, bitte!

Fühlst du dich oft unzufrieden, lethargisch und träge oder wirst du schnell wütend und tendierst zu aggressivem Verhalten? Fehlt es dir an Willenskraft und Selbstbeherrschung oder handelst du eher impulsiv, dominant und rücksichtslos? Der Persönlichkeitstypen-Test auf Seite 40 kann dir einen Überblick verschaffen, ob die mentalen Gunas Rajas und/oder Tamas aktuell bei dir dominieren und es dir an Sattva fehlt. Um mehr sattvische Qualitäten in dein Leben einzuladen, können schon kleine Routinen sowie eine sanfte Ernährungsumstellung dich dabei unterstützen, wieder mehr Klarheit, Fokus und Harmonie in dein System zu bringen.

FLIESSE SATTVISCH DURCH DEN TAG

Brahma Muhurta – 4 bis 6 Uhr

Die beste Zeit zum Aufstehen ist rund um den Sonnenaufgang (optimalerweise ohne Wecker). Widme dich jetzt deiner spirituellen Praxis und Selbstfürsorge mit einer Atempraxis (siehe 53, 77 oder 79), Meditation (siehe Seite 78 oder 140), Mudrapraxis (siehe ab Seite 82) und/oder Journaling (siehe Seite 74).

TIPP: Koche dir nach dem Aufstehen dein Wasser 10–15 Minuten auf dem Herd ab und fülle es in eine Thermoskanne. Trinke über den Tag verteilt kleine Schlucke, um den Körper optimal zu hydrieren und Agni anzuregen. Meide am besten koffeinhaltige Getränke wie Kaffee oder schwarzen Tee.

Dinacharya – 6 bis 10 Uhr

Starte den Tag mit einer körperlichen Reinigung bestehend aus der Zungenreinigung und Ölziehen (siehe Seite 51) sowie Nasenspülung und Nasya-Ölung (siehe Seite 52). Verwöhne dich mit einer sanften Trockenbürsten- oder Ölmassage deiner Wahl (siehe Seite 55 und ab Seite 62).

Trinke ein Glas warmes Zitronenwasser (siehe Seite 54) und starte aktiv in den Tag, indem du zum Beispiel durch eine Yogaeinheit fließt (siehe ab Seite 142, 148 oder 152), deine Wirbelsäule sanft mobilisierst (siehe Seite 50), einen Spaziergang in der Morgendämmerung machst oder dich beim Tautreten mit der Natur verbindest (siehe Seite 49).

Frühstück – 7 bis 9 Uhr

»Morgenstund hat Gold im Mund!« Bereite dir morgens eine Goldene Milch (siehe Seite 123) oder ein warmes Porridge zu (siehe Seite 92 und 93). Falls du lieber herzhaft startest, empfehle ich dir das »Upma« von Seite 100.

TIPP: Bereite dir deine Mahlzeit stets mit einer positiven Einstellung zu und versuche jeden Bissen achtsam zu kauen. Schmeckst du die verschiedenen Geschmacksrichtungen? Spürst du, wie die Kraft der Nahrung auf dich übergeht?

Mittagessen – 11 bis 14 Uhr

Koche dir ein frisches, nährendes Mittagessen aus sattvischen Lebensmitteln (siehe Seite 43), wie zum Beispiel ein Kitchari (siehe Seite 102) oder ein Dal (siehe Seite 101). Iss achtsam und bewusst (siehe Tipp). Gönne dir nach dem Essen einen kurzen Spaziergang an der frischen Luft, um deinen Geist zu klären und die Verdauung zu unterstützen. Nutze die Zeit bis zum Abend für deine Kreativität und geistige Weiterentwicklung.

Abendessen – 18 bis 19 Uhr

Nimm ein leichtes, sattvisches Abendessen zu dir, wie zum Beispiel eine Suppe (siehe Seite 108), Kitchari oder Dal. Vermeide besonders schwere, fettige oder späte Mahlzeiten sowie tierisches Eiweiß, da dies die Schlafqualität beeinträchtigen kann.

Abendritual – 19 bis 22 Uhr

Beende deine Bildschirmaktivitäten frühzeitig und entspanne dich beim Lesen, Journaling, einer Schlafmeditation (siehe Seite 59), einem warmen Bad im Kerzenschein oder einer Dankbarkeitsmeditation, bei der du all die positiven Momente des Tages aufschreibst (siehe Seite 74), und gehe vor 22 Uhr ins Bett.

DEINE KITCHARI-RESETKUR

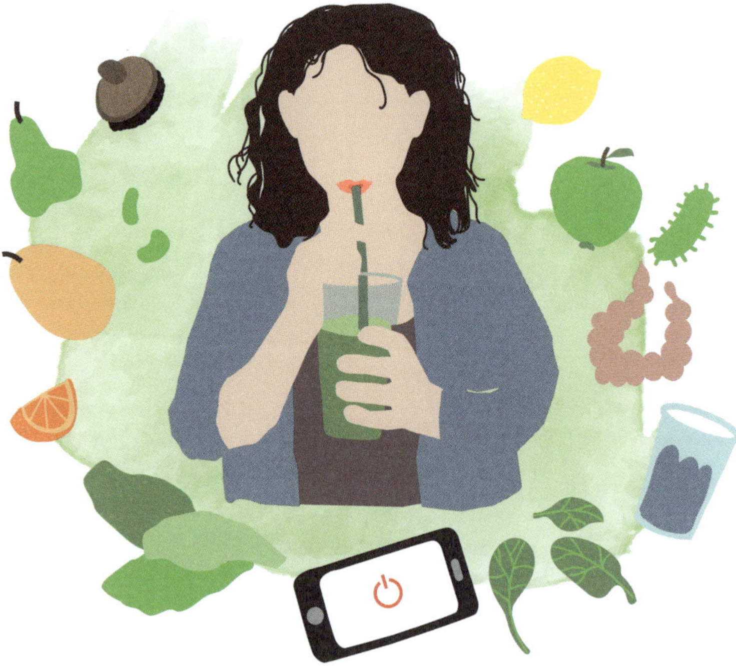

... zur Reinigung und Entschlackung

Besonders im Frühjahr kann eine Kitchari-Kur dabei unterstützen, das angesammelte Kapha aus dem Körper auszuleiten. Im Prinzip kannst du die Kur aber auch immer dann durchführen, wenn dir nach einem »Reset« ist, um Altes loszulassen und Platz für Neues zu schaffen und um deinem Körper eine Pause zu schenken. Du kannst die Kitchari-Kur zum Beispiel als kleinen Reset am Wochenende für drei Tage ausführen, um danach die zu deiner aktuellen Situation passenden Dosha-spezifischen Lebensmittel und Tipps neu in deinen Alltag zu integrieren (siehe Test ab Seite 24). Oder, wenn du mehr Zeit und Bedarf hast, die Kur auch sieben Tage durchführen.

1. Phase: Entlastungsphase (1–2 Tage)

Wähle dir für die Entlastungsphase und den Beginn deiner Kur am besten einen ruhigen und entspannten Tag aus und generell eine Zeit, in der du dich zurückziehen und entschleunigen kannst. Vermeide in dieser Zeit Stress, ungesunde Ernährung wie Fast Food, Zucker, Alkohol und Koffein und reduziere deinen Medienkonsum, um dich auf die folgende Auszeit bestmöglich vorzubereiten.

Spaziergänge in der Natur, achtsame Pausen bei einer Tasse Tee, eine entspannende Ölmassage (siehe ab Seite 62) oder ein Besuch in der Therme sind perfekt für den Einstieg. Lass es bewusst ruhig angehen, aber halte möglichst keinen Mittagsschlaf, denn der erhöht das Kapha-Dosha und stört die folgende »Reinigungsarbeit«.

Beginne deinen Tag mit deiner Morgenroutine (Dinacharya, siehe ab Seite 48) sowie einer Meditation (siehe Seite 140) und Atemübung (siehe Seite 53 und 77), gefolgt von einer ruhigen Yogapraxis und anschließendem Journaling (siehe Seite 74), bei dem du dir deine Gedanken von der Seele schreibst. Halte fest, wie du dich gerade fühlst und wie du dich gerne fühlen möchtest:

- Möchtest du dich energiegeladener und fitter fühlen?
- Welche schlechten Gewohnheiten möchtest du langfristig ändern?
- Was benötigst du, um deine Ziele zu erreichen?
- Was ist dein idealer Gesundheitszustand (körperlich und seelisch)?

Starte mit einem warmen Gewürz-Porridge (siehe Seite 92) oder einer Goldenen Milch in den Tag (siehe Seite 123). Bereite dir für dein Mittagessen ein Kitchari (siehe Seite 102), Dal (siehe Seite 101), eine Gemüse-Reis-Pfanne oder ein anderes vegetarisches Gericht zu. Vermeide dabei Käse, da dieser aus ayurvedischer Sicht die Energiebahnen (srotas) blockiert und zudem sehr schwer verdaulich ist und somit den Reinigungsprozess stören würde. Zum Abendessen eignet sich eine leichte Gemüsesuppe oder Ofengemüse. Lasse möglichst alle Zwischenmahlzeiten weg und trinke während der Entlastungsphase viel warmes, abgekochtes Wasser, am besten jede halbe Stunde. Vata- und Kapha-Typen dürfen gerne zu warmem Ingwerwasser greifen, um das Agni anzuregen.

2. Phase: Reinigungstage (1–3 Tage)

In dieser Phase liegt der Fokus auf Entspannung und Rückzug. Nimm dir also genügend Zeit für deine Reinigungsroutine, bestehend aus Zungeschaben, Ölziehen, Nasenspülung, Nasya-Öl sowie einer Trockenbürstenmassage zum Ankurbeln des Hautstoffwechsels (Anleitungen siehe Seite 51, 52 und 55). Gönne dir wohltuende Ölmassagen (siehe ab Seite 62), Zeit zum Lesen, Musikhören, Meditieren (siehe Seite 78 und 140) und für sanfte Yogaeinheiten.

Um dich sowie dein Wohnumfeld energetisch zu reinigen, empfiehlt es sich, während der Reinigungsphase zu räuchern (siehe Seite 141). Nutze die Zeit auch dafür, dich digital zu reinigen, indem du auf digitale Medien wie dein Smartphone, Laptop oder den Fernseher verzichtest. Nutze die gewonnene Zeit stattdessen, um dich mit dir und deinen Wünschen oder Lebenszielen zu beschäftigen. Anregungen dafür findest du ab Seite 72.

Während der Reinigungstage solltest du am besten nur zweimal am Tag eine kleine Portion, etwa eine gehäufte Handvoll, Kitchari (siehe Seite 102) essen. Du kannst dabei das Gemüse nach Belieben variieren und zum Beispiel auch Kürbis, Zucchini, Möhren oder Mangold verwenden. Wenn du die zweite Phase gar nicht ohne Frühstück aushältst, kannst du dir zur Not ein »süßes« Kitchari kochen und eine Handvoll davon essen. Ersetze dafür das Gemüse und die Kräuter durch mitgekochte Trockenfrüchte und den Bockshornklee durch Zimt oder Kardamom. Nimm dir Zeit für deine Mahlzeiten und iss in einer entspannten, ruhigen Umgebung ohne Ablenkung. Kaue jeden Bissen ganz bewusst und genieße ihn!

Trinke weiterhin über den Tag verteilt viel warmes, abgekochtes Wasser und, nach Belieben, **Detox-Kräutertee:** 1 Liter Wasser mit 1 Prise Kümmel, 1 Prise Fenchel und 1 Prise Anis für 5 Minuten sprudelnd köcheln, anschließend abseihen und trinken.

Darüber hinaus eignet sich Ingwertee für Vata- und Kapha-Typen sowie Manda-Reiswasser für Vata- und Pitta-Typen (siehe Tipp) und Gerstenwasser für Kapha. Für das **Gerstenwasser** einfach Gerste oder Gerstengraupen in einem Topf ohne Fett kurz anrösten, anschließend mit Wasser so lange köcheln, bis es gar ist, abseihen und das Wasser trinken. Das Verhältnis ist dabei 1 Teil Getreide zu 5 Teilen Wasser. Die Trinkkur unterstützt dein Verdauungsfeuer dabei, weiter zu brennen, und wirkt reinigend.

Mein Tipp

MANDA-REISWASSER

50 g Basmatireis in einem Sieb unter fließendem Wasser waschen und gut abtropfen lassen. Dann in einen Topf geben und ohne Fett kurz darin rösten. Mit 700 ml Wasser ablöschen und ca. 15 Minuten gar köcheln lassen. Anschließend durch ein Sieb in eine Thermoskanne abgießen und über den Tag trinken. Den Reis anderweitig verwenden. Reiswasser versorgt den Körper mit wertvollen Mineralien und wirkt hydrierend.

3. Phase: Aufbautage (1–2 Tage)

Stehe, wenn möglich, vor Sonnenaufgang (brahma muhurta) auf und beginne den Tag mit einer aktivierenden Bewegungs- oder Yogaeinheit (siehe Yogapraxis für das Kapha-Dosha ab Seite 152).

Führe deine Reinigungsroutine wie in den Tagen zuvor aus und genieße weiterhin noch die Ruhe und Entspannung zum Beispiel bei einer Meditation (siehe Tipp). Bereite dich mental langsam auf den Alltag vor. Vielleicht magst du dein Journal noch mal zur Hand nehmen und darin festhalten, wie es dir gerade geht und was sich vielleicht bereits verändert hat. Welche Routinen möchtest du zum Ausgleich deiner aktuellen Vikriti gerne langfristig in deinen Alltag integrieren? Sei jedoch achtsam und überfordere dich nicht.

Iss dreimal am Tag frisch gekocht und warm. Starte morgens am besten mit gedünstetem Obst, mit etwas Zimt gewürzt, oder einer Goldenen Milch (siehe Seite 123). Genieße am Mittag eine größere Portion Gemüse-Reis-Pfanne, Kitchari (siehe Seite 102) oder Dal (siehe Seite 101). Abends eignen sich am besten Suppen und nicht zu üppige Portionen, um das Agni nicht zu sehr zu belasten.

Mein Tipp

DIE WOLKENMEDITATION

Setze dich bequem und aufrecht hin. Nimm ein paar ruhige, bewusste Atemzüge, um bei dir selbst und dem Moment anzukommen. Mache dir keine Sorgen, wenn zunächst viele Gedanken aufkommen und sie dir viel unbändiger vorkommen als zuvor. Stelle dir deine Gedanken einfach als Wolken vor, die am Himmel auftauchen. Beobachte die Gedanken, ohne zu werten und ohne anzuhaften. Lasse sie in Wolkenform weiterziehen. Mit etwas Übung werden sie immer weniger werden.

KLEINER RÄUCHERGUIDE

Räuchern ist eine Wohltat für alle Sinne, sei es zum Entspannen, Reinigen negativer Energien, zum Loslassen, Kraftfinden oder Meditieren. Ob Räucherbündel, -stäbchen oder -hölzer, jedes Räuchergut bringt seine ganz eigene Wirkung mit. So fördert Salbei zum Beispiel Klarheit und Harmonie, während Palo Santo beruhigend wirkt.

So geht's

1. Nimm dir einen Moment Zeit und überlege dir, welche Dinge, Gedanken, Muster oder Probleme du gerne loslassen möchtest. Was möchtest du einladen?
2. Zünde dein Räucherbündel, -stäbchen oder das Palo-Santo-Holz an, lösche die Flamme, sobald sich eine Glut und Rauch gebildet haben, und bewege dich langsam damit gegen den Uhrzeigersinn durch den Raum und in alle Ecken und Winkel, die du energetisch reinigen möchtest, oder räuchere dich selbst aus. Verteile dabei mit einer Feder den Rauch im Raum.
3. Um dein Räucherritual zu beenden, stecke einfach das Bündel, Stäbchen oder Holz in eine Schale mit Sand.
4. Lüfte anschließend den Raum gut durch, damit alte Energien gehen und neue Energie kommen dürfen. Spüre nach: Wie fühlst du dich nun?

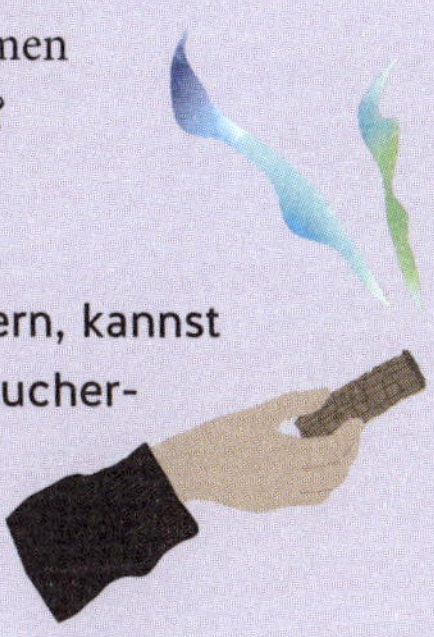

Übrigens ... um loses Räuchergut zu räuchern, kannst du auch Räucherkohle und -schale oder ein Räucherstövchen nutzen. Kleiner Tipp: Zum Räuchern am besten den Rauchmelder kurz ausstellen und stets eine feuerfeste Schale unterlegen.

CALM YOUR VATA

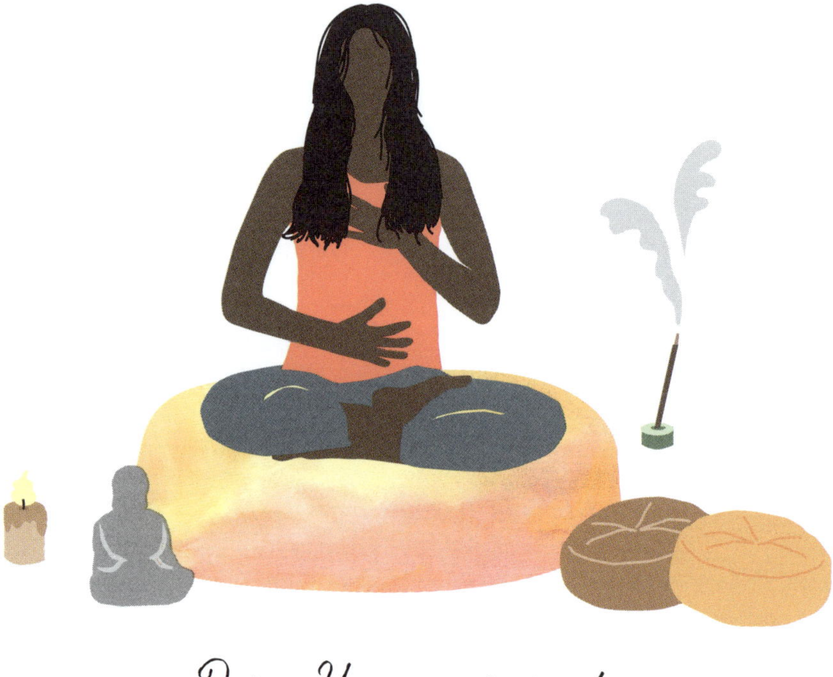

Deine Yogapraxis für das Vata-Dosha

Um Vata zu beruhigen, sollten Yogaübungen generell eher langsam und achtsam ausgeführt werden. Vata sollte sich nicht zu sehr anstrengen. Sanfte, fließende Bewegungen sind perfekt. Ebenso Asanas im Sitzen und Stehen, da sie erdend wirken.

Siddhasana – der Meistersitz

Setze dich aufrecht und mit gestreckten Beinen hin. Beuge dein rechtes Knie und lege die rechte Ferse unter deinen Dammbereich. Beuge dann das linke Knie und lege die linke Ferse auf die rechte und an das Schambein heran. Diese Haltung reduziert Vata und lässt deine Lebensenergie Prana nach oben strömen.

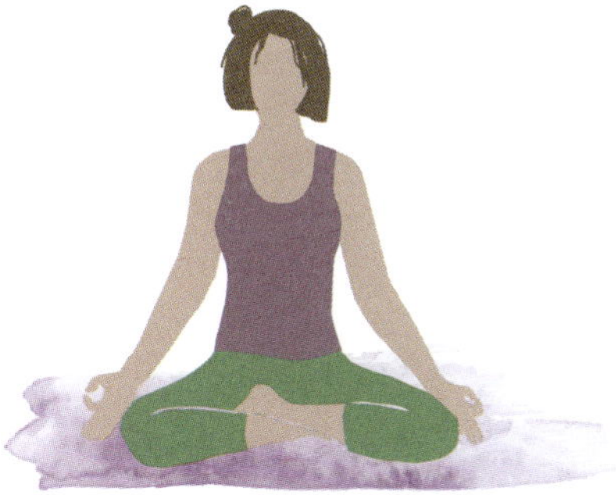

Vajrasana – der Diamantsitz

Komm in den Kniestand, sodass Oberschenkel und Waden sich berühren, die Fußrücken liegen dabei am Boden. Setze dich auf deine Fersen und lege deine Handflächen weich auf den Knien ab. Bleibe mit aufrechter Wirbelsäule für einige ruhige Atemzüge sitzen. Diese Haltung regt auch wunderbar deine Verdauung an.

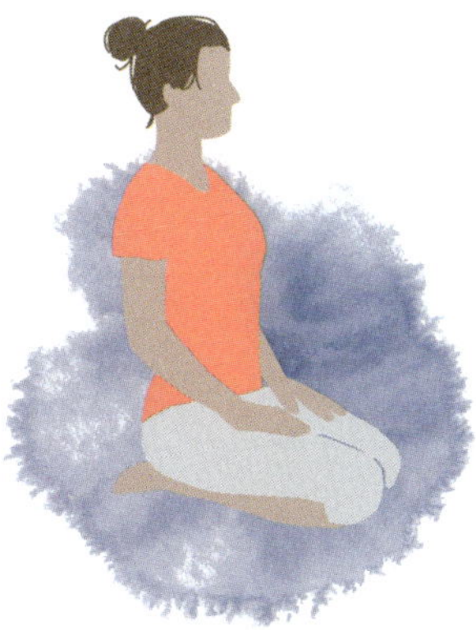

Vrksasana – der Baum

Stelle dich aufrecht hin, die Füße hüftbreit und parallel. Verankere deine Fußsohlen fest im Boden und stelle dir vor, wie deine Füße Wurzeln schlagen. Suche dir einen Fokuspunkt (drishti), auf den du deinen Blick richtest. Hebe anschließend dein linkes Bein und lege die Fußsohle an die Innenseite deines rechten Knöchels, Unter- oder Oberschenkels, je nachdem, was heute für dich möglich ist.

Bringe deine Hände zunächst in der Gebetshaltung (Anjali Mudra) vor deiner Brust zusammen oder, wenn du dich sicher und stabil fühlst, strecke die Arme über dem Kopf in einer V-Form aus. Halte diese Position 5–10 tiefe Atemzüge. Löse anschließend auf und wechsle dann die Seite.

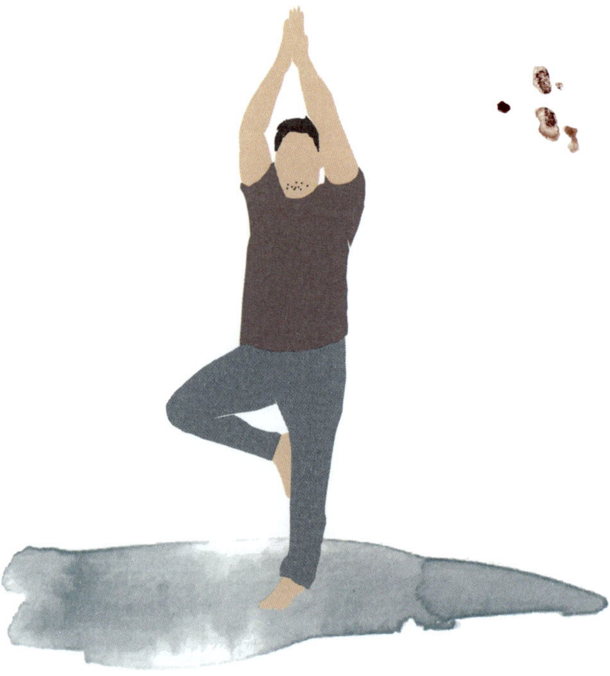

Ardha Matsyendrasana – der Drehsitz

Setze dich mit ausgestreckten Beinen aufrecht hin. Beuge das linke Bein an, stelle dann den linken Fuß außen neben den rechten Oberschenkel. Optional kannst du nun auch das rechte Bein anwinkeln und den Fuß zu deiner linken Gesäßhälfte heranziehen oder aber das Bein gestreckt lassen. Wichtig ist, dass deine beiden Gesäßhälften gut geerdet sind. Platziere deine linke Hand hinter deinem Gesäß auf dem Boden. Greife mit deinem rechten Arm um dein aufgestelltes linkes Bein herum und begib dich in eine sanfte Drehung nach links. Bleibe aufrecht in deiner Wirbelsäule, während du dich zur Seite aufdrehst. Atme 5–10 tiefe und bewusste Atemzüge, löse dann die Asana auf und wechsle die Seite.

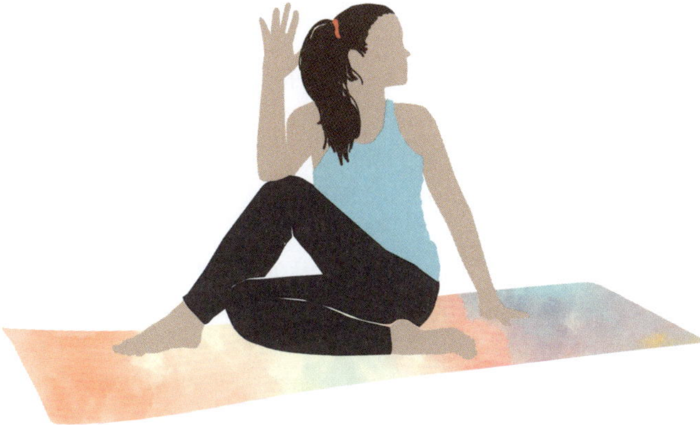

Bhujangasana – die Kobra

Lege dich flach auf den Bauch, deine Fußrücken liegen auf der Matte, die Fußsohlen zeigen zur Decke und deine Fersen berühren sich leicht. Stelle deine Hände auf Brusthöhe neben den Schultern auf den Boden, die Finger zeigen nach vorne.

Einatmend hebe langsam deinen Oberkörper aus der Kraft deines unteren Rückens nach oben. Wenn du magst, strecke die Arme sanft und lege den Kopf in den Nacken. Verweile einige Atemzüge in dieser Haltung und löse dann auf, indem du deinen Oberkörper ausatmend langsam wieder Richtung Matte sinken lässt.

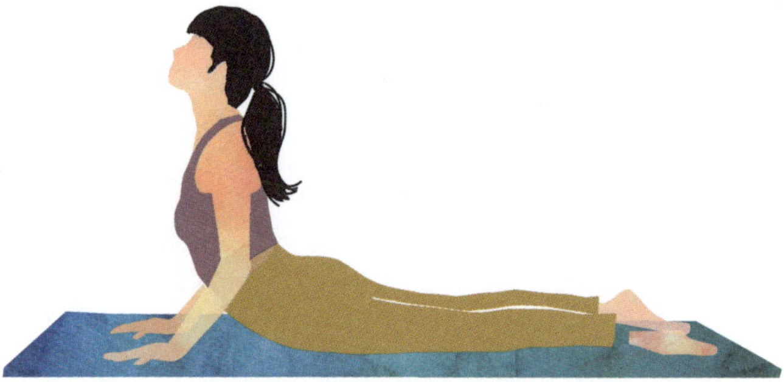

Shalabhasana – die Heuschrecke

Lege dich flach auf den Bauch, die Arme gestreckt neben deiner Hüfte mit den Handflächen und der Stirn auf dem Boden abgelegt. Rolle die Schulterblätter zueinander und ziehe den Bauchnabel nach innen. Einatmend hebe deine Beine, deine Schultern und den Kopf vom Boden, deine Gesäßmuskulatur ist dabei angespannt. Strecke nun auch die Arme nach hinten und halte diese Position für 5–10 tiefe Atemzüge. Dein Blick ist dabei zum Boden gerichtet, sodass der Nacken lang gestreckt ist. Senke dann ausatmend deinen Körper wieder langsam zum Boden ab.

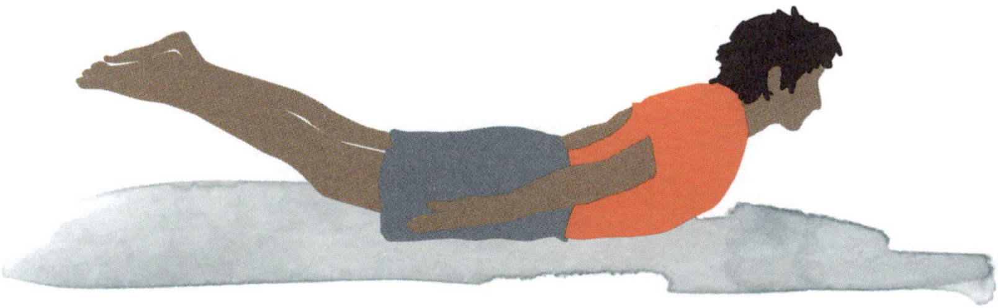

Shavasana – die Leichenstellung

Für Vata ist Shavasana eine der wichtigsten Asanas. Es stellt einen sehr beruhigenden Abschluss der Praxis dar und sollte nicht übereilt geübt oder ausgelassen werden.

Lege dir zwei Decken bereit, um dich zu polstern und zuzudecken. Lege dich mit gestreckten Beinen bequem auf den Rücken, optional mit einer gerollten Decke unter den Kniekehlen. Verlängere deinen Nacken sanft und lege deine gestreckten Arme mit den Handflächen nach oben neben deinem Oberkörper. Schließe, wenn du magst, deine Augen. Atme entspannt ein und aus, gehe dann jedes Körperteil von den Füßen bis zum Kopf innerlich durch und entspanne es ganz bewusst. Bleibe für 7–10 Minuten oder gerne länger in dieser Haltung, bevor du die Augen wieder öffnest.

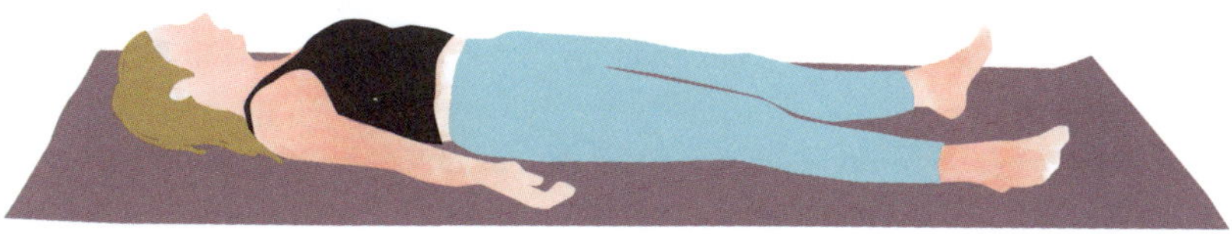

COOL YOUR PITTA

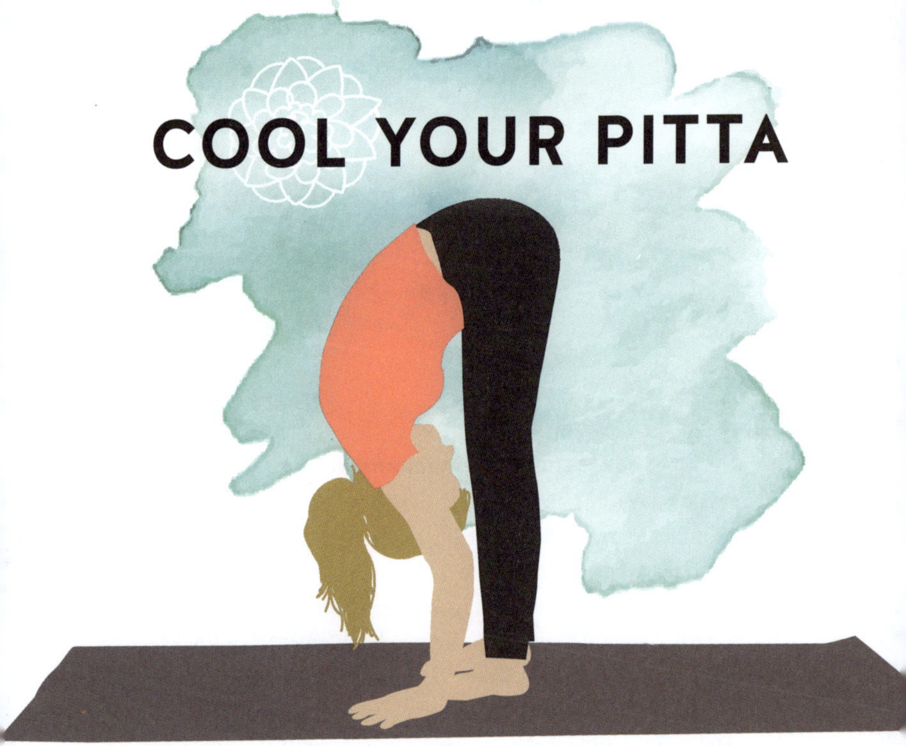

Deine Yogapraxis für das Pitta-Dosha

Pitta profitiert von kühlenden Übungen, um die bestehende Hitze auszugleichen. Vorwärtsbeugen sind hilfreich, da sie eine kühlende Energiewirkung hervorrufen und die Energie in der Mitte des Unterleibs sammeln. Auch Drehhaltungen wie der Drehsitz sind förderlich und wirken reinigend und entgiftend, was sich positiv auf die Leber auswirkt. Zudem wirken Asanas unterstützend, die Entspannung, Hingabe und das Verzeihen fördern.

Pitta sollte weniger technisch üben und die Praxis sollte kein Wettbewerbsdenken fördern. Achtung auch bei Asanas wie dem Kopfstand, da diese Hitze im Körper verursachen, die anschließend immer abgeleitet werden sollte.

Ardha Matsyendrasana – der Drehsitz

Setze dich mit ausgestreckten Beinen aufrecht hin. Beuge das linke Bein an, stelle dann den linken Fuß außen neben den rechten Oberschenkel. Optional kannst du nun auch das rechte Bein anwinkeln und den Fuß zu deiner linken Gesäßhälfte heranziehen oder aber das Bein gestreckt lassen. Wichtig ist, dass deine beiden Gesäßhälften gut geerdet sind. Platziere deine linke Hand hinter deinem Gesäß auf dem Boden. Greife mit deinem rechten Arm um dein aufgestelltes linkes Bein herum und begib dich in eine sanfte Drehung nach links. Bleibe aufrecht in deiner Wirbelsäule, während du dich zur Seite aufdrehst. Atme 5–10 tiefe und bewusste Atemzüge, löse dann die Asana auf und wechsle die Seite.

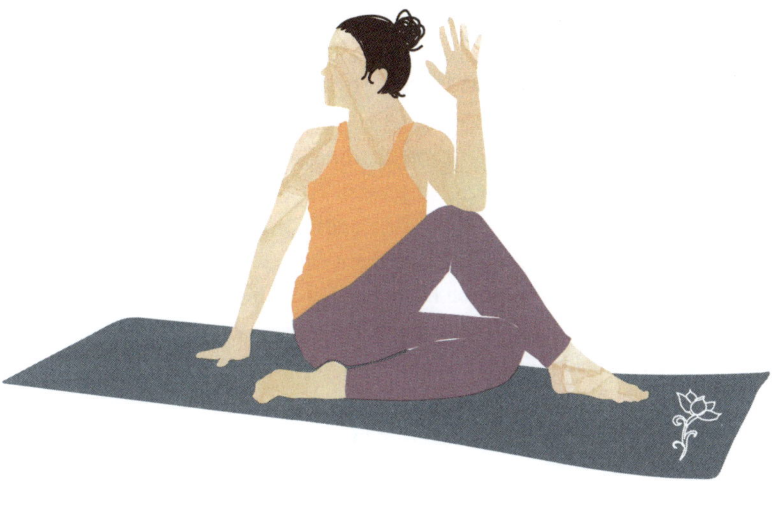

Bhujangasana – die Kobra

Lege dich flach auf den Bauch, deine Fußrücken liegen auf der Matte, die Fußsohlen zeigen zur Decke und deine Fersen berühren sich leicht. Stelle deine Hände auf Brusthöhe neben den Schultern auf den Boden, die Finger zeigen nach vorne.

Einatmend hebe langsam deinen Oberkörper aus der Kraft deines unteren Rückens nach oben. Wenn du magst, strecke die Arme sanft und lege den Kopf in den Nacken. Verweile einige Atemzüge in dieser Haltung und löse dann auf, indem du deinen Oberkörper ausatmend langsam wieder Richtung Matte sinken lässt.

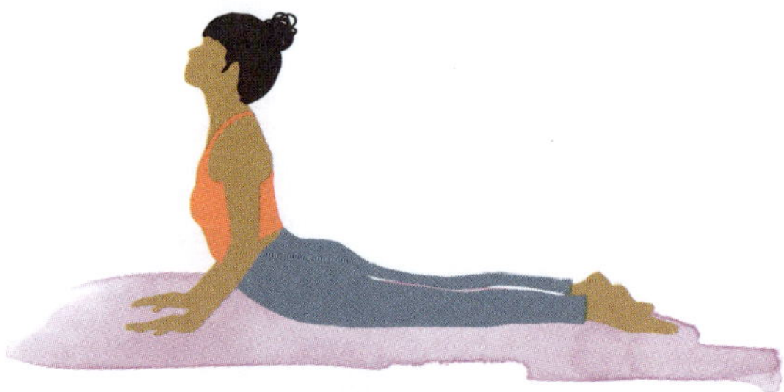

Sarvangasana – der Schulterstand

Lege deinen Oberkörper auf eine gefaltete Decke, sodass deine Schultern mit der Deckenkante abschließen und dein Nacken und Kopf auf dem Boden beziehungsweise auf der Matte liegen.

Beuge deine Knie, drücke die Handflächen auf den Boden und bringe deine Knie zur Stirn. Lege dann deine Hände auf deinen unteren Rücken, die Ellbogen bleiben dabei auf der Matte und versuche, das Gewicht auf die Schulterblätter zu verlagern. Strecke deine Beine und halte 5–10 tiefe Atemzüge. Bringe deine Beine anschließend hinter deinen Kopf und versuche die Zehen auf dem Boden aufzustellen für »Halsana«, den Pflug. Deine Hände bleiben unterstützend am unteren Rücken. Atme einige tiefe Atemzüge und löse

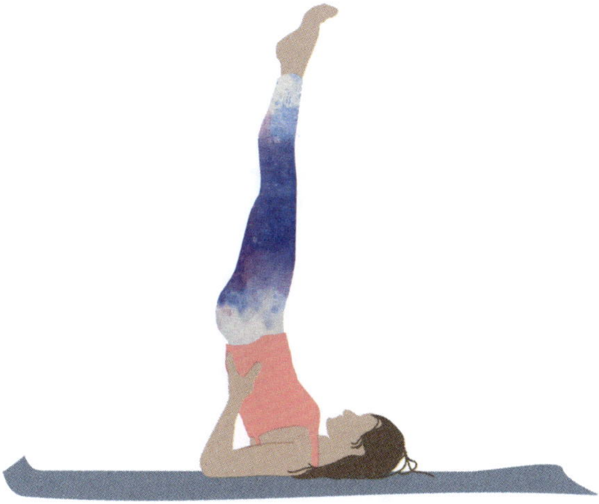

dann die Asana auf, indem du deine Knie wieder an die Stirn bringst und deinen Körper Wirbel für Wirbel wieder zum Boden ablegst, mit den Händen unterstützend als Bremse.

Matsyasana – der Fisch

Lege dich mit ausgestreckten Beinen auf den Boden, positioniere deine Hände mit den Handflächen nach unten unter deine Oberschenkel. Hebe dann deinen Oberkörper und deinen Kopf langsam nach oben, indem du dein Körpergewicht auf deine Unterarme und Ellenbogen verlagerst. Beuge anschließend deinen Oberkörper zurück und stelle deinen Kopfscheitel auf dem Boden auf. Bleibe einige ruhige, tiefe Atemzüge entspannt in dieser Haltung und beende dann die Asana, indem du deinen Kopf wieder anhebst und dich komplett zum Boden ablegst.

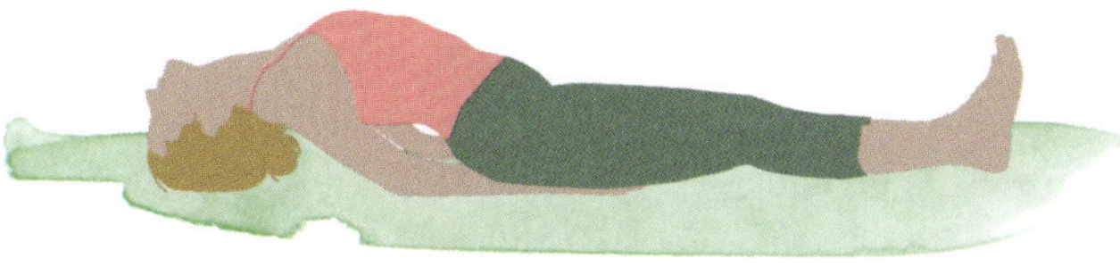

BALANCE YOUR KAPHA

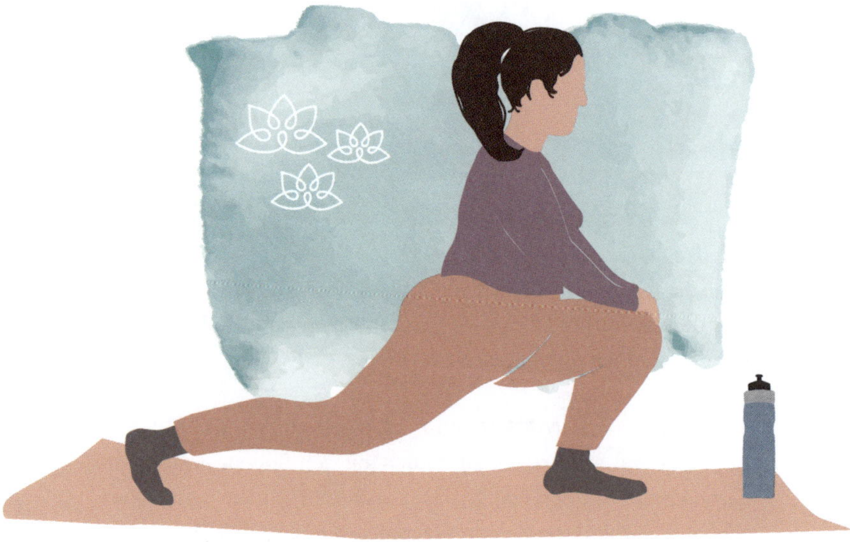

Deine Yogapraxis für das Kapha-Dosha

Übungen, die Kapha senken, sind dynamische und aktivierende Asanas, die durchaus auch mal Schweiß hervorrufen dürfen. Bewegungsintensive und erwärmende Yogaeinheiten wie der Sonnengruß sind besonders gut für das Kapha-Dosha und sorgen für mehr Leichtigkeit, eine gute Durchblutung und einen klaren Geist.

Asanas im Sitzen sollten hingegen vermieden werden, da sie die Trägheit eher fördern. Ebenso sind Vorwärtsbeugen weniger gut geeignet, da hier der Brustkorb gestaucht wird. Rückbeugen wie der Bogen oder die Heuschrecke hingegen sind förderlich, da sie den Brustkorb öffnen und die Durchblutung anregen. Kapha profitiert zudem von Übungen, die die Körpermitte und das Verdauungsfeuer aktivieren, wie beispielsweise Navasana, das Boot.

Kapalabhati – der Feueratem (siehe Seite 53)

Surya Namaskar A – der Sonnengruß

Beginne in aufrechter Haltung und hüftbreitem Stand (1). Hebe einatmend die Arme über den Kopf (2). Fließe mit der Ausatmung mit leicht gebeugten Knien nach unten in die tiefe Vorbeuge und platziere deine Hände am Boden (3). Einatmend komme in die halbe Vorbeuge mit langem Rücken und den Händen an den Schienbeinen (4). Ausatmend gehe oder springe in die Liegestützposition und senke deinen Körper kontrolliert, mit den Ellbogen nah am Körper, zum Boden ab (5). Alternativ kannst du im Liegestütz die Knie absetzen. Auf dem Boden angekommen, lege die Fußrücken auf dem Boden ab und erde dein Becken. Einatmend strecke die Arme und hebe die Knie vom Boden für den Heraufschauenden Hund (6). Schiebe ausatmend das Gesäß nach hinten und oben für den Herabschauenden Hund. Die Hände sind weit aufgefächert, die Knie sind leicht gebeugt, der Rücken ist lang (7). Halte die Position für fünf Atemzüge. Einatmend laufe mit zwei großen Schritten oder springe nach vorne in die halbe Vorbeuge (8) und ausatmend komme in die tiefe Vorbeuge (9). Einatmend hebe dich mit langem Rücken, leicht gebeugten Knien und gestreckten Armen nach oben (10) und senke ausatmend die Hände neben die Hüfte (11).

Wiederhole diese Sequenz 5- bis 10-mal und spüre anschließend nach, wie sich die Energie im Körper verteilt.

Shalabhasana – die Heuschrecke

Lege dich flach auf den Bauch, die Arme gestreckt neben deiner Hüfte mit den Handflächen und der Stirn auf dem Boden abgelegt. Rolle die Schulterblätter zueinander und ziehe den Bauchnabel nach innen. Einatmend hebe deine Beine, deine Schultern und den Kopf vom Boden, deine Gesäßmuskulatur ist dabei angespannt. Strecke nun die Arme nach hinten und halte diese Position für 5–10 tiefe Atemzüge. Dein Blick ist zum Boden gerichtet, sodass der Nacken lang gestreckt ist. Senke anschließend ausatmend deinen Körper wieder langsam zum Boden ab.

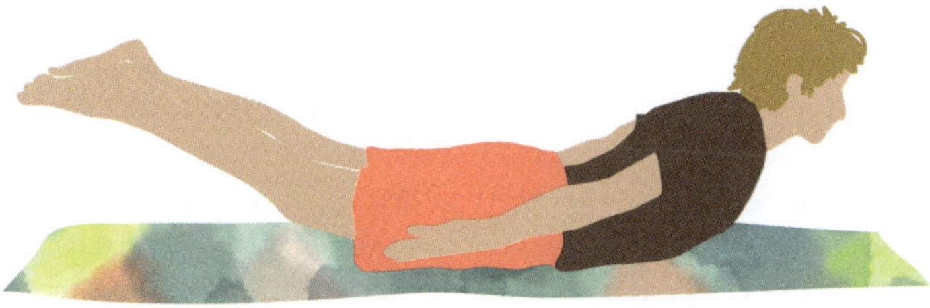

Dhanurasana – der Bogen

Lege dich flach auf den Bauch, die Arme rechts und links neben dem Körper mit nach oben geöffneten Handflächen. Beuge deine Knie und bringe sie so nah an dein Gesäß heran, wie es für dich möglich ist. Greife dann mit den Händen deine Fußknöchel von außen, die Daumen zeigen dabei nach unten. Atme tief ein und schiebe deine Füße gegen deine Hände, hebe gleichzeitig den Kopf, die Brust und die Beine vom Boden ab, sodass der Körper einen Bogen bildet. Versuche dich so weit wie möglich zu strecken und dabei möglichst ruhig weiterzuatmen. Löse nach 5–10 tiefen Atemzügen auf, lege dich zum Boden ab und schaukle für einen Moment dein Becken von Seite zu Seite.

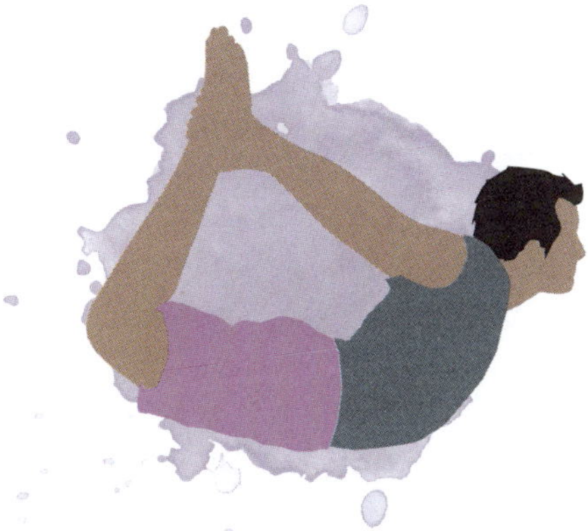

Navasana – das Boot

Lege dich auf deinen Rücken mit gestreckten Beinen, die Arme längs neben deinem Körper. Atme tief ein und hebe aus Kraft deiner Körpermitte gleichzeitig die Beine und den Oberkörper an, sodass der Körper eine »V-Form« bildet. Strecke deine Arme auf Schulterhöhe parallel zum Boden nach vorne aus. Deine Bauchmuskeln sind aktiviert, um deinen Rücken möglichst gerade zu halten. Versuche trotz Körperspannung entspannt zu atmen. Löse nach 5–10 tiefen Atemzügen die Asana wieder auf und lege dich zum Boden ab.

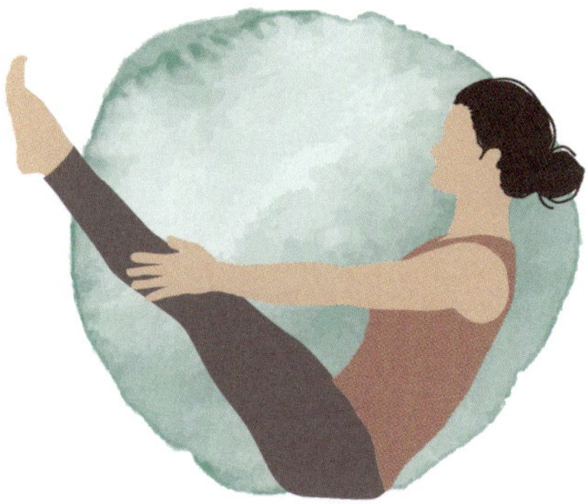

SOS-TIPPS

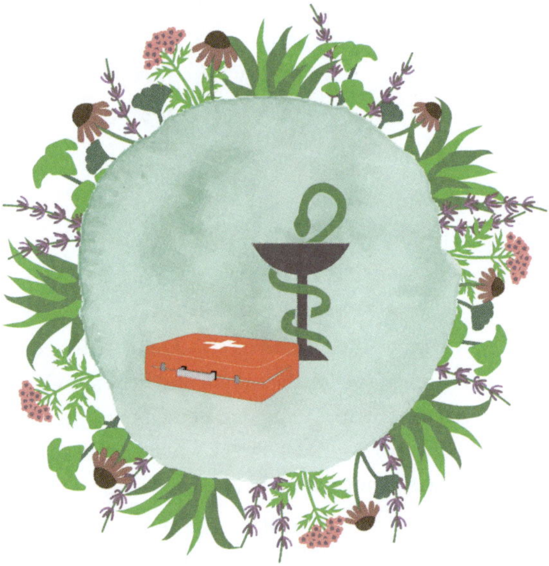

… bei Erkältungen

Im Ayurveda stellen Erkältungen eine Disbalance der drei Doshas Vata, Pitta und Kapha dar. Je nach Erkältungssymptomen überwiegt ein Dosha. Bei grippalen Infekten und Trockenheit herrscht Vata vor, bei Schnupfen und Verschleimung Kapha und bei Entzündungen und Fieber Pitta. Deshalb ist es wichtig, dass wir unserem Körper auch Ruhe und Pausen gönnen, damit er sich regenerieren und ausbalancieren kann. Hier gilt: Besser zu Beginn direkt in die Ruhe gehen und damit Schlimmeres verhindern, als den Infekt zu verschleppen und längerfristig krank zu sein.

1. Gurgeln kann gerade bei betroffenen Atemwegen hilfreich sein. Ich schwöre an der Stelle auf Neem: Gib dafür 5 Tropfen Neemblätter-Tinktur in ein Glas Wasser, gurgle ca. 2 Minuten, anschließend ausspucken. Auch Wasser mit 3 Tropfen ätherischem Teebaumöl oder Salzwasser sind zum Gurgeln empfehlenswert.
2. Das Trinken von heißem Wasser aktiviert unser Verdauungsfeuer, Agni, und führt zu einem schnelleren Abtransport der Schlacken, die sich abgelagert haben.
3. Inhalieren mit dem Königskümmel (Ajowan) kann wahre Wunder wirken. Die Samen hierfür in einem Mörser zerstoßen, so werden die ätherischen Öle freigesetzt und entfalten ihre volle Wirkung.
4. Nasenspülungen mit einem Netikännchen und klassischerweise mit Salzwasser, im Verhältnis von 2,5 g Salz auf 250 ml Wasser, machen die Nase frei. Unter Umständen kann bei stark geschwollenen Nasenschleimhäuten auch folgende kleine »Schocktherapie« hilfreich sein:

Mein Tipp

SCHOCKTHERAPIE FÜR DIE NASE

Ziehe eiskaltes Salzwasser (Verhältnis wie oben beschrieben) aus der hohlen Hand die Nase hoch. Durch die Kälte tendieren die Schleimhäute dazu, sich zusammenzuziehen, und ein freieres Atmen ist leichter möglich.

Optional kannst du anschließend Nasya-Öl verwenden, dieses wird jedoch nicht empfohlen, wenn du mit Verschleimung zu tun hast.

Ernährungsempfehlungen bei beginnender Erkältung

Wenn du keinen Hunger hast, iss am besten nichts. Bei leichtem Hunger sind gut gewürzte Gemüsesuppen zu empfehlen. Denn diese sind leicht bekömmlich und beschweren den Körper nicht noch mehr. Am wichtigsten ist jedoch das Trinken von heißem, abgekochtem Wasser. Im Idealfall lässt du das Wasser 10 Minuten sprudelnd auf dem Herd kochen, dann bekommt es laut Ayurveda eine feinere Struktur und kann besser in die Zellzwischenräume eindringen und somit auch leichter Schlacken entfernen.

Unbedingt vermeiden solltest du Rohkost und Milchprodukte. Beide sind in ihrer Wirkung kalt und schwer. Letztere fördern zusätzlich Entzündungen und Verschleimungen. Auch sind Süßigkeiten nicht zu empfehlen, denn sie erhöhen ebenfalls das Kapha-Dosha und können dadurch zu einem zusätzlichen Ungleichgewicht beitragen. Bei Süßgelüsten kannst du dich an eingeweichte Trockenfrüchte halten, 1 TL Tamarinde oder Chyavanprash (ein ayurvedisches Kräuterfruchtmus auf Basis der Amla-Frucht) oder etwas Kichererbsencreme (siehe Seite 122) naschen.

Hilfreiche Kräuter und Gewürze bei Erkältung

Ingwer: Die frische Wurzel schälen, klein schneiden und in heißem Wasser aufkochen. Anschließend als Ingwertee trinken.

Kardamomwasser: Einige angeknackste Kapseln Kardamom (ca. 3 Samen auf 1 Liter) in einen Topf mit Wasser geben und aufkochen. Kardamom unterstützt durch seine enthaltenen ätherischen Öle wunderbar die Verdauung und fördert zudem ein Gleichgewicht der drei Doshas Vata, Pitta und Kapha.

Kurkuma: Füge beim Kochen deinen Mahlzeiten etwas gemahlene oder frisch geriebene Kurkuma mit 1 Prise schwarzem Pfeffer oder Pippali (langer Pfeffer) hinzu. Der Wirkstoff des Pfeffers, das Piperin, verbessert die Bioverfügbarkeit von dem Wirkstoff Curcumin in Kurkuma um das 20-Fache.

Neem: Die Pflanzenteile des Neembaums besitzen eine Fülle wirkungsvoller Inhaltsstoffe – vor allem bei Erkältungen. Es wirkt entgiftend, antibakteriell, antiviral, antiparasitär, entzündungshemmend, das Immunsystem unterstützend und hat eine positive Wirkung auf die Haut, zum Beispiel bei Neurodermitis. Du kannst zum Beispiel Neem als Tinktur verdünnt mit Wasser zum täglichen Gurgeln verwenden (siehe 1. Punkt auf Seite 157). Diese Kombination stärkt nachweislich auch das Zahnfleisch. Zudem lassen sich die getrockneten Neemblätter bei akuter Erkältung auch hervorragend als Tee zubereiten. Wenngleich dieser sehr bitter schmeckt, ist er doch sehr wirkungsvoll.

Tulsi: Das »Königsbasilikum« ist reich an antibakteriellen und antioxidativen Inhaltsstoffen und ein beliebtes Heilkraut in der Ayurveda-Medizin. Als Tulsi-Tee lindert es Erkältungen, indem es Vata im Körper senkt und angesammeltes Kapha löst.

9 TOP-SOS-KRÄUTER FÜR DIE HAUSAPOTHEKE

Aloe vera

Aloe vera wirkt auf alle Körpergewebe und ist besonders als Hilfsmittel bei Sonnenbrand bekannt, indem das frische Gel direkt auf der Haut Anwendung findet. Von der bitteren Wirkung der Pflanze profitieren Leber, Milz, Blut und die Gebärmutter. Das Trinken des Direktsaftes unterstützt den Darm.

Baldrian

Er ist ein wertvoller Helfer bei erhöhtem Vata, denn er wirkt klärend auf strapazierte Nerven. Außerdem lindert er Muskelkrämpfe, Menstruationsschmerzen sowie Gärungsprozesse im Darm. Durch seine schlaffördernde Wirkung wirkt er tamasisch auf den Geist und sollte daher nur in Maßen verwendet werden.

Basilikum

Er hilft dabei, überschüssiges Kapha zu senken, und kann in Form von Tee bei Erkältungen, Kopfschmerzen und Nebenhöhlenentzündungen lindernd wirken.

Fenchelsamen

Bei Blähungen, Völlegefühl oder Reizmagen Fencheltee trinken oder 1 TL Samen als Kaltauszug in einem Glas Wasser über Nacht einweichen und über den Tag verteilt trinken.

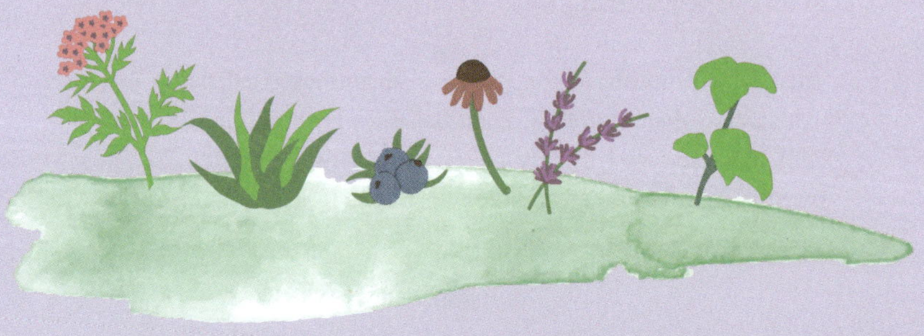

Frischer Koriander

Zur Vorbeugung oder Linderung bei Allergien und Heuschnupfen kann frischer Koriandersaft unterstützend wirken. Dazu dreimal täglich einen Teelöffel Saft einnehmen.

Pfefferminzöl

Bei einem schwachen Kreislauf, niedrigem Blutdruck, Krämpfen sowie Kopfschmerzen können zwei Tropfen reines ätherisches Pfefferminzöl, in ein Glas Wasser gerührt, unterstützend wirken. Auch hilft das Riechen am Fläschchen immer wieder über den Tag verteilt. Bei Verspannungen hilft das Verreiben eines Tropfens ätherischen Öls auf den betroffenen Stellen.

Salbei

Durch seine sekrethemmende Wirkung ist Salbei eine hilfreiche Pflanze bei akuten Erkältungskrankheiten mit Verschleimung in Nase und Rachenraum. Dazu eignen sich insbesondere Tees oder Aufgüsse beziehungsweise Spülungen mit dem frischen oder getrockneten Kraut. Bei Halsschmerzen eignet sich das Gurgeln mit Salbeiwasser: 3 TL getrocknete Salbeiblätter mit 200 ml Wasser aufkochen und 15 Minuten ziehen lassen.
Den Sud abseihen und mit der lauwarmen Lösung gurgeln.

Wacholderbeeren

Sie sind besonders bei Vata-bedingten Verdauungsbeschwerden hilfreich, denn sie senken das überschüssige Vata und stärken Agni. Dazu einfach die Wacholderbeeren mitkochen oder als Aufguss ansetzen: 1 TL Wacholderbeeren in einem Glas Wasser über Nacht ansetzen und über den Tag verteilt trinken.

Zimt

Er wirkt herzöffnend, stärkend bei Kreislaufschwäche, hilft bei Grippe und Erkältung und hat eine schmerzlindernde Wirkung bei Zahnschmerzen. Zimt lindert außerdem Muskelverspannungen, fördert das Verdauungsfeuer und stellt damit beinahe ein Universalmittel dar. Insbesondere bei einem erhöhten Vata ist Zimt äußerst hilfreich.

ÜBER DIE AUTORIN

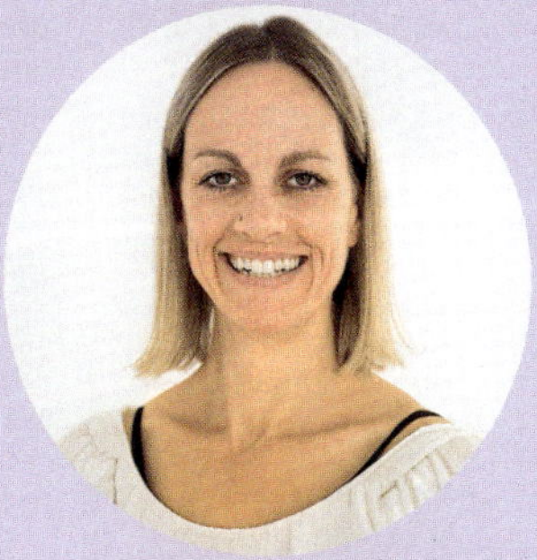

Helena Himmelsbach ist studierte Asienwissenschaftlerin und ausgebildete Ayurveda-Expertin mit eigener Praxis in Köln, in der sie Konstitutionsanalysen, Ernährungsberatungen sowie Massagen anbietet. Sie unterstützt mithilfe von Ernährung, Stressmanagement und einfachen Routinen Menschen dabei, zurück in ihre Mitte und in ihre Kraft zu finden. Zusammen mit ihrem Partner betreibt sie außerdem den (Online-)Shop »Welcome-kaufenundhelfen«, der ein umfangreiches Sortiment zu den Themen Yoga, Meditation und Ayurveda führt. Monatlich werden 10 Prozent der Nettoerlöse des Shops für gemeinnützige Projekte gespendet. Seit 2019 stellt Helena darüber hinaus ihre eigenen ayurvedischen Bio-Kräutertees unter der Marke »Buddha's Finest« zusammen, die sie europaweit verkauft.
Mit @ayurvedawissen betreibt sie erfolgreich einen der größten deutschsprachigen Instagram-Accounts zum Thema Ayurveda.
www.ayurveda-wissen.de

BÜCHER UND LINKS, DIE WEITERHELFEN

BÜCHER ZUM THEMA AYURVEDA

Bauhofer, Dr. med. Ulrich: Mehr Energie. Wie wir in Balance leben. Südwest

Frawley, Dr. David: Yoga und Ayurveda. Die uralte Kunst und Wissenschaft der spirituellen und psychosomatischen Integration. Windpferd

Lad, Dr. Vasant: Selbstheilung mit Ayurveda. Das Standardwerk der indischen Heilkunde. O. W. Barth

Lad, Dr. Vasant/Frawley, Dr. David: Die Ayurveda-Pflanzenheilkunde. Der Yoga der Heilkräuter. Windpferd

Mavie, Marline: Kartenbox: Ayurveda – Leben in Balance – 64 Karten für Körper, Geist und Seele. Stärkende Mantras, Meditationen und Yoga-Übungen, wohltuende Rezepte, Massage-Anleitungen und mehr. Edition Michael Fischer

Schrott, Dr. med. Ernst/ Schachinger, Dr. med. Wolfgang: Ayurveda. Grundlagen und Anwendungen. Mit ayurvedischer Heilkunde über 50 Erkrankungen lindern. Trias

AUS DEM GRÄFE UND UNZER VERLAG

Grönemeyer, Prof. Dr. med. Dietrich/Mehl, Volker: Heilsam kochen mit Ayurveda

Loewig, Andrea Kathrin/ Sharma, Gaurav/Mauracher, Elisabeth: Ayurveda. Die 7-Tage-Panchakarma-Kur für zu Hause

Mehl, Volker/Pachauer, Anke: Unser Ayurveda Kitchen Retreat. 60 Ayurveda-Rezepte, Yogaübungen und Selfcaretipps für das kleine Glück zu Hause

Wiedemann, Christina: Kurkuma. Rundum gesund mit goldgelben Wohlfühlrezepten

ADRESSEN, DIE WEITERHELFEN

Deutsche Ärztegesellschaft für Ayurveda-Medizin e. V. (DÄGAM)
www.daegam.de

Webseite der Vereinigung von in Deutschland approbierten Ärztinnen und Ärzten, die medizinisch mit Ayurveda in Universitäten, Forschungseinrichtungen, Krankenhäusern, Praxen und anderen Organisationsformen arbeiten. Mit Ärztinnen- und Ärztesuche.

Deutsche Gesellschaft für Ayurveda e. V. (DGA)
www.ayurveda.de

Webseite des ältesten Ayurveda-Ärzteverbands außerhalb Indiens mit Übersicht der Ayurveda-Ärztinnen, -Ärzte und -Kliniken in Deutschland, Österreich, der Schweiz, den Niederlanden und Dänemark.

Verband Europäischer Ayurveda-Mediziner und -Therapeuten e. V. (VEAT)
www.ayurveda-verband.eu

VEAT verfolgt das Ziel, Ayurveda als ganzheitliches und komplementäres Medizin- und Therapiesystem in Deutschland und Europa zu etablieren. Ärztinnen- und Ärztesuche nach Kategorien, Spezifikation, Ländern und Postleitzahl möglich.

Verband Schweizer Ayurveda-Mediziner & -Therapeuten, www.vsamt.ch

Informationen rund um Ayurveda(produkte) sowie Adressen von Therapeutinnen und Therapeuten in der Schweiz.

WEBSEITEN DER AUTORIN:

www.ayurveda-wissen.de

www.buddhas-finest.com (Tee)

shop-welcomekaufenundhelfen.de (Shop)

SACHREGISTER

REZEPTREGISTER

IMPRESSUM

LIEBE LESERINNEN UND LESER,

wir wollen Ihnen mit diesem Buch Informationen und Anregungen geben, um Ihnen das Leben zu erleichtern oder Sie zu inspirieren, Neues auszuprobieren. Wir achten bei der Erstellung unserer Bücher auf Aktualität und stellen höchste Ansprüche an Inhalt und Gestaltung. Alle Anleitungen und Rezepte werden von unseren Autoren, jeweils Experten auf ihren Gebieten, gewissenhaft erstellt und von unseren Redakteur*innen mit größter Sorgfalt ausgewählt und geprüft.

Haben wir Ihre Erwartungen erfüllt? Sind Sie mit diesem Buch und seinen Inhalten zufrieden? Wir freuen uns auf Ihre Rückmeldung. Und wir freuen uns, wenn Sie diesen Titel weiterempfehlen, in Ihrem Freundeskreis oder bei Ihrem Online-Kauf.

Sollten wir Ihre Erwartungen so gar nicht erfüllt haben, tauschen wir Ihnen Ihr Buch jederzeit gegen ein gleichwertiges zum gleichen oder ähnlichen Thema um.

KONTAKT ZUM LESERSERVICE

GRÄFE UND UNZER VERLAG
Grillparzerstraße 8
81675 München
www.gu.de

GU ist eine eingetragene Marke der GRÄFE UND UNZER VERLAG GmbH, www.gu.de

ISBN 978-3-8338-9271-4
4. Auflage 2025

Projektleitung:
Stella Schossow
Lektorat:
Marline Mavie Ernzer
Bildredaktion:
Dr. Nafsika Mylona
Umschlaggestaltung:
ki36 Editorial Design, München, Katja Wohnrath
Layout: ki36 Editorial Design, München, Sabine Skrobek
Herstellung:
Susanne Fuhrmann
Satz: Uhl + Massopust, Aalen
Reproduktion: Longo AG, Bozen
Druck und Bindung:
DZS, Slowenien

Umwelthinweis:

Nachhaltigkeit ist uns sehr wichtig. Der Rohstoff Papier ist in der Buchproduktion hierfür von entscheidender Bedeutung. Daher ist dieses Buch auf PEFC-zertifiziertem Papier gedruckt. PEFC garantiert, dass ökologische, soziale und ökonomische Aspekte in der Verarbeitungskette unabhängig überwacht werden und lückenlos nachvollziehbar sind.

Bildnachweis

Cover: iStockphoto
Alle Illustrationen im Innenteil: Franziska Misselwitz;
Autorinnenfoto:
HB Produktion GmbH
Bildagentur Image Professionals GmbH,
Tumblingerstr. 32,
80337 München
www.imageprofessionals.com

Wichtiger Hinweis

Die Gedanken, Methoden und Anregungen in diesem Buch stellen die Meinung bzw. Erfahrung der Verfasserin dar. Sie wurden von der Autorin nach bestem Wissen erstellt und mit größtmöglicher Sorgfalt geprüft. Sie bieten jedoch keinen Ersatz für persönlichen kompetenten medizinischen Rat. Jede Leserin, jeder Leser ist für das eigene Tun und Lassen auch weiterhin selbst verantwortlich. Weder Autorin noch Verlag können für eventuelle Nachteile oder Schäden, die aus den im Buch gegebenen praktischen Hinweisen resultieren, eine Haftung übernehmen.